Harald-Robert Bruch

Verfügbarkeit und Nutzung von Massenmedien zur Informationsbeschaffung durch Patienten mit soliden Tumoren und ihre Angehörigen

SCIENTIA NOVA
Das interdisziplinäre Wissenschaftsmagazin
Sonderdruck 1/2014

Institut für Akademische Zusammenarbeit
Institute for Academic Cooperation

Marosi Verlag

Bibliographische Information der Deutschen Nationalbibliothek
Die Deutsche Nationalbibliothek verzeichnet diese Publikation in der Deutschen Nationalbibliographie. Detaillierte bibliographische Daten sind im Internet über http://dnb.d-nb.de abrufbar.

Prof. Dr. med. Harald-Robert Bruch, M.Sc., Ph.D.
Onkologie Rheinland, Praxiskooperation Bonn-Euskirchen-Rheinbach
für Blut- und Krebserkrankungen
Europaring 42, D-53123 Bonn
bonner-onkologen@t-online.de
www.onkologie-rheinland.de

Marosi Verlag, Ludwigshafen am Rhein
marosiverlag@gmx.de

Druck: Books on Demand GmbH, Norderstedt
Printed in Germany 2014

ISBN 978-3-945636-00-8
ISSN 1861-4043

Herausgeber	Institut für Akademische Zusammenarbeit Institute for Academic Cooperation Tonhallenstraße 19, D-47051 Duisburg Telefon +49 203 9413091 Telefax +49 203 9413092
Redaktionsleitung	Rechtsanwalt Dr. iur. JUDr. Klaus U. Groth (V.i.S.d.P.) Dr. oec. Rainer Schreiber (V.i.S.d.P.)
Ausführende Redakteurin/Verlag	Dr. phil. Silvia Marosi, Marosi Verlag, Ludwigshafen

INHALT

1. Einführung und Zielsetzung: Patienteninformation in der Onkologie

In der Onkologie dient die Patienteninformation zur Aufklärung der von einer Krebskrankheit betroffenen medizinischen Laien und ihrer Angehörigen. Diese Information soll beiden Gruppen helfen, die Krebskrankheit bezüglich ihrer Symptome, der Untersuchungs- und Behandlungsmöglichkeiten einschließlich der medizinischen und nicht-medizinischen Leistungserbringer zu verstehen, einzuordnen und auszuwählen oder abzulehnen. Über Nutzen, Risiken und unerwünschte Wirkungen, aber auch vor nutzlosen, überflüssigen und schädlichen Maßnahmen sollen die Patienteninformationen warnen.

Da Krebskrankheiten in der industrialisierten Welt ein Massenphänomen darstellen, findet die Information hierüber in diversen Medien statt. Neben Printmedien wie Zeitungen, Zeitschriften, Büchern, Infobroschüren, Mailings, Plakaten werden zunehmend digitale Formate in Medien wie Internet, E-Mailings, Fernsehen, Rundfunk und Telefon angeboten und genutzt.

Ziel der vorliegenden Arbeit ist, die Verwendung dieser Massenmedien durch betroffene Patienten und Angehörige in einer onkologischen Praxiskooperation mit drei Standorten im Großraum Köln/Bonn (Bonn, Euskirchen, Rheinbach) in den Kontext des vorhandenen Angebotes zu setzen.

Dabei werden zum einen Angebot und Nutzung von Informationen in Massenmedien für und von Patienten und Angehörige/n am Beispiel der Diagnose Darmkrebs verglichen.

Zum anderen wird untersucht, ob Patienten mit unterschiedlichen Tumorarten, insbesondere Patienten mit hormonell abhängigen Tumoren (wie Brust- und Prostatakrebs) und hormonunabhängigen Tumoren (wie Darm- und Lungenkrebs) Unterschiede im Hinblick auf die Nutzung der Informationen zeigen und ob sich daraus entsprechende Konsequenzen für das Informationsangebot für betroffene Untergruppen ziehen lassen.

2. Bedarf an Informationen für Patienten und Angehörige in der Onkologie

Gesunde und Kranke haben das berechtigte Bedürfnis, über Möglichkeiten der Gesundheitsvorsorge, über diagnostische und therapeutische Fragen, Symptome und Prognosen von Erkrankungen, über Pflege, bei der Suche nach dem kompetenten Arzt oder einer qualifizierten Behandlungseinrichtung in Klinik oder Praxis, auch über mögliche Behandlungsfehler bis hin zur Hygiene, über Medikamente, deren Risiken und Nebenwirkungen sachkundig und nach aktuellem wissenschaftlichen Qualitätsstandard verständlich informiert zu werden.[1]

Die Informationsbedürfnisse von an Krebs Erkrankten in ihrer unmittelbaren existentiellen Bedrohungserfahrung und von deren Angehörigen in ihrer mittelbaren Betroffenheit unterscheiden sich dabei grundsätzlich von denen gesunder, insbesondere nicht an Krebs erkrankter Menschen.

Differenzierungen ergeben sich weiterhin bei jüngeren und älteren Menschen sowohl von der Altersstufe her als auch von ihren Fähigkeiten, mit den sogenannten neuen Medien umzugehen.

Kranke sind teilweise, je nach Erkrankungsart, differenziert selbst nach der jeweiligen Unterform, auch am Austausch mit anderen Betroffenen, nicht nur bei Treffen in Gesprächsgruppen vor Ort, sondern auch unter erwünschter Anonymität im Internet interessiert.

---

[1] Dorfmüller, M.: *Die Einflüsse der Massenmedien auf Kommunikation und Informationsbedürfnis*. – In: Ders.: *Psychoonkologie*. 3. Aufl. – München: Urban & Fischer, 2009, S. 107-110.

Einen Problemkomplex stellt die Überfülle und die unterschiedliche Qualität der Informationen in den Massenmedien dar, bei denen kommerzielle Einflüsse und Hintergründe, mehr oder minder verdeckte Werbung oder sogar konkrete Bedürfnisweckung verlässlich identifiziert werden müssen. Besonders wichtig ist die Transparenz der Informationen, insbesondere bezüglich Autor, Quelle und Herkunft der zugrunde liegenden Empfehlungen.

Darüber hinaus können Medienberichte über Ärzte- und Pflegemangel, Behandlungsfehler, Kostendruck, Ungleichbehandlung von gesetzlich und privat Versicherten, Diktat des Sparens unter dem Oberbegriff der Gesundheitsökonomie verunsichern oder sogar Ängste erzeugen. In der Onkologie ist besonders die Kostenübernahme von neuen, noch nicht zugelassenen Medikamenten oder Therapieverfahren bzw. der Einsatz außerhalb der zugelassenen Indikation (off label) problematisch. Beispielsweise ist ein Medikament in Basel in der Schweiz zugelassen und wird von allen Kostenträgern erstattet, wenige Kilometer weiter in Freiburg/Breisgau aber nicht.

Unseriöse Berichte, wie etwa über den „Krebsdurchbruch", über „neue Wundermedikamente", führen im Übrigen zu trügerischen Erwartungen bei Krebspatienten und deren Angehörigen oder tiefgehenden Enttäuschungen und Resignation. Besonders letztgenannte versuchen den Betroffenen mit Hinweis auf neue, gerade in den Massenmedien verbreitete Behandlungsverfahren auf der Entwicklungsstufe des Laborexperimentes Hoffnung in der bedrohlichen Krankheitssituation zu machen.

Es wird dabei verkannt, dass es in der Regel vom Laborstadium bis zur Anwendung beim Krebspatienten 10 Jahre der weiteren Entwicklung benötigt, die von den Krebspatienten aber in der Regel nicht erlebt werden können. Der aufklärende Hinweis auf die geringe Chance der Entwicklung bis zur Marktreife enttäuscht beide Gruppen.

3. Einfluss der Massenmedien auf die Patientenkompetenz

Kompetent informierte Patienten und deren Angehörige geben mit individuellen Varianten und Grenzen bei gravierenden Erkrankungen, wie zum Beispiel Krebserkrankungen, reduzierte Hilflosigkeit und Angst, verbesserte Sicherheit und Handlungskompetenz an. Die Effektivität von Behandlungsmaßnahmen, Kooperation, Compliance, Therapietreue und auch und vor allem die Lebensqualität der Betroffenen und derer Angehörigen können dadurch spürbar verbessert werden.

Medien sind Träger und Vermittler von Gesundheits- und Krankheitsinformationen. Dabei ist die Vermittlung an den Patienten und dessen Angehörige nicht unkompliziert, sondern in der Regel oberflächlich und vordergründig. Nicht jeder Patient und Angehörige kann aufgrund von Vorkenntnissen und emotionaler Befindlichkeit als mündiger Nutzer der zur Verfügung gestellten Informationen über das Gesundheitswesen fungieren. Informationen müssen daher kanalisiert werden. Dabei kommt den Massenmedien eine besondere Verantwortung in der Ergänzung der Arzt-Patienten- bzw. Pflegepersonal-Patienten-Beziehung zu. Seriöse Massenmedien können im Bereich der Medizin zur Unterstützung des mündigen Patienten und seiner Angehörigen, zur partizipativen Entscheidungsfindung, zur Unterstützung der Patientenrechte, der Eigenverantwortlichkeit und Selbsthilfe und zur Ermutigung zum Einholen einer zweiten Meinung beitragen.

Kommunikations- und Vertrauensmängel in der Beziehung Arzt-Patient, Apotheker-Patient, auch mit den erwähnten anderen Berufsgruppen wie Pflegepersonal, können zu Hilflosigkeit, Enttäuschung und Ärger führen, öffnen Herzen und Ohren für jede Art von Medienberichterstattung und das Internet sowie zu deren überlegt-kritischem oder naiv-unkritischem Gebrauch.

Besonders wichtig ist bei Therapieentscheidungen angesichts lebensbedrohlicher Erkrankungen, zu denen die meisten Krebserkrankungen unzweifelhaft gehören, die Umgestaltung der Patient-Gott-in-Weiß-Beziehung zur gemeinsamen partizipativen Entscheidungsfindung[2] (englisch „shared decision making"), ein Verfahren, das als Arzt-Patienten-Beziehung auf Augenhöhe zu bezeichnen ist. Der Patient und seine Angehörigen werden über die Alternativen mit Vor- und Nachteilen, Chancen und Risiken, Wirkungen und möglichen unerwünschten Wirkungen informiert und können unter Zuhilfenahme weiterer Patienteninformationen aus Massenmedien gemeinsam mit dem Arzt entscheiden, welche Therapiemaßnahmen sie durchführen lassen wollen oder auf welche sie gerade bewusst verzichten wollen. Vorteile dieser partizipativen Entscheidungsfindung durch Patient und Arzt sind nicht nur eine bessere Akzeptanz und Umsetzung von Therapieentscheidungen. Auch eine Kostenreduktion ist damit nach den vorliegenden Untersuchungen verbunden.

Diese Form der Entscheidungsfindung stellt zwar noch nicht den überwiegenden Alltag im Gesundheitswesen dar. Allerdings treten neben die partizipative Entscheidungsfindung durch die Patienteninformation aus Massenmedien in zunehmendem Maße eine unabhängige Patientenberatung sowie ein von der Bundesregierung beauftragter Patienten- und neuerdings auch Pflegebeauftragter als Hilfen auf dem Weg zu dieser Entscheidungsfindungs-Option.

Neben der Umstrukturierung der Arzt-Patienten-Gespräche, insbesondere des Gesprächsverhaltens der Ärzte, sind für die Umsetzung der partizipativen Entscheidungsfindung aber auch das Vorhandensein und die Nutzung verständlicher Patienten-bezogener Entscheidungshilfen eine zwingende Voraussetzung. Flyer, Broschüren, Internetseiten, die für Laien nachvollziehbar formuliert sind und die den aktuellen Wissensstand neutral abbilden, sind notwendig. Patienten sowie Angehörige sollen über ihre Haltung nachdenken, ohne in die eine oder andere

---

[2] HESS-LÜTTICH, E.W.B., KÖNIG, J.C.L.: *Medizinische Kommunikation*. – In: UEDING, G.: *Historisches Wörterbuch der Rhetorik*. Bd. 10 (2011) – Darmstadt: WBG, 1992ff., S. 660-669.

Richtung gelenkt zu werden. Die Gestaltung dieser Entscheidungshilfen muss sich dabei nicht nur an der Muttersprache, sondern auch am Sprachniveau des Patienten und der Angehörigen orientieren und dafür sorgen, dass der Patient oder die Angehörigen die Art und die Tragweite der verschiedenen Behandlungsalternativen verstehen.[3]

Es ist fraglich, ob derartige Flyer, Broschüren, Handzettel oder Internetseiten hinreichend für die jeweilige Krankheit, insbesondere Krebskrankheiten, im deutschsprachigen Raum existieren, da bislang nicht geklärt ist, wer derlei entwickeln und laufend aktualisieren soll, während dies in Großbritannien und den USA Aufgabe des staatlichen Gesundheitssystems ist oder an die großen Patientenvereinigungen bzw. Krebszentren delegiert wurde.

4. Verfügbarkeit von Informationen für an Krebs erkrankte Patienten und deren Angehörige in Deutschland

4.1 Arzt-Patienten-Information in der Onkologie

Die meisten, aber durchaus nicht alle an Krebs erkrankten Patienten und deren Angehörige wünschen und wollen umfangreiche und detaillierte Informationen über die Krankheit, den zu erwartenden Verlauf (Prognose) und die bestehenden Behandlungsalternativen mit dem jeweiligen Einfluss auf den Verlauf (Prädiktion) der Krebserkrankung.

Dabei hat in der Frage der Wahrheitspflicht des Gesundheitsproviders, insbesondere des Arztes, in den letzten vier Dekaden ein umfassender Wandel der Sichtweise von der europäischen zur amerikanischen Einstellung stattgefunden. In der erstgenannten wollte man den Patienten

[3] Kaulen, H.: Und was will ich? – Frankfurter Allgemeine Sonntagszeitung, 26.01.2014, S. 55.

nicht schaden, sondern sie mit der „gnädigen und barmherzigen Notlüge" schonen.[4] Als Grund wurde die mögliche antizipierte Überreaktion der Patienten bis hin zum Suizid angeführt, wiewohl sich über ihre Erkrankung aufgeklärte Krebspatienten überhaupt nicht öfter suizidieren oder gar häufiger einen assistierten Selbstmord suchen als die Menschen in der übrigen Bevölkerung. Darüber hinaus wollte man den Patienten noch eine schöne, weil ahnungslose Lebensendphase gönnen. Auch die Literatur argumentierte häufig in diese Richtung. KARL JASPERS formuliert 1954[5]: „Der Kranke will es nicht wissen. Falls er das Gegenteil sagt, begehrt er Beruhigung, nicht Wahrheit". AUGUST BIER konstatiert: „Der Kranke will nicht die Wahrheit, sondern nur die gute Wahrheit wissen". Auch HOFF vertrat noch 1975 die Ansicht, dass der Arzt „[…] nicht das Recht habe, die letzte Hoffnung eines Kranken zu zerstören, er gibt ihm den Tod". Als Beleg gegen diese Form der Arzt-Patienten-Aufklärung wird gerne der Dichter THEODOR STORM angeführt. Nach der Mitteilung der Diagnose eines fortgeschrittenen Magenkarzinoms verlor er alle Lebenskraft und stellte seine Arbeit vollständig ein. Er selbst bat seinen Bruder als Arzt eine andere Diagnose zu stellen. Nach der Mitteilung des Bruders, es handele sich um eine Verwechslung von Befunden, gewann Theodor Storm seinen Lebenswillen zurück und schrieb noch in seinem Todesjahr 1888 sein wahrscheinlich berühmtestes Werk, die Novelle vom Schimmelreiter.

Natürlich kann angesichts des Informationsbedürfnisses von Krebspatienten und ihren Angehörigen keine der beiden gegensätzlichen und im Grunde ideologisch angehauchten Extrempositionen der schonungslos forcierten Aufklärung aller Patienten mit der Begründung ihrer vollkommenen Autonomie (aus den USA kommend) bzw. die grundsätzliche Ablehnung von Informationsvermittlung (aus dem dargestellten europäischen Gedankengut kommend) vollständig befriedigen.

---

[4] DIETZFELBINGER, H.: *Ärztliche Aufklärungsgespräche in der Hämatoonkologie.* – In: DORFMÜLLER, M.: *Psychoonkologie*, a.a.O., S. 121-126.

[5] DIETZFELBINGER, M.: *Die ärztliche Wahrheitspflicht nach der medizinischen und juristischen Literatur von 1924 bis 1969.* – Inaugural-Dissertation, Marburg, 1972.

Zum einen ist der Patient ein autonomes, selbstbestimmendes Individuum, das zwar kompetent beraten werden will, aber doch selbst entscheiden soll, in welche Richtung Diagnostik und Therapie verlaufen sollen. Er allein ist nach ROBERT MUSIL in der Novelle „Grigia" der „Sultan seiner Existenz". Dagegen ist der Arzt nur bedingt fähig, sich in die Lage des Patienten zu versetzen. Das bedeutet, dass letztlich nur der informierte Patient die schweren Entscheidungen mit dem Arzt gemeinsam treffen kann. Neuere Studien widerlegen, dass Patienten durch sachgemäße Aufklärung Schaden nehmen. Gelegentlich treten gut nachvollziehbare reaktive depressive Verstimmungen auf, die meist aber nur vorübergehend sind. Über die vergleichbare Suizidrate wie in der Normalbevölkerung wurde schon berichtet.

Auch tun wir uns heutzutage sehr viel leichter, von der Unterlassung der Befriedigung des berechtigten Informationsbedürfnisses von Krebspatienten und ihren Angehörigen mittels „Notlüge" Abstand zu nehmen. Dies lässt sich insbesondere durch die große Palette von heilenden (kurativen) bis helfenden (palliativ-onkologischen, palliativ-medizinischen) Behandlungsmaßnahmen begründen. Zum einen steht in den Fächern der Krebspatienten behandelnden operativen und nicht-operativen Disziplinen in Form von Operation, Bestrahlungen und breit gefächerten medikamentösen Therapien von der Chemotherapie bis zur Immuntherapie ein großes Behandlungsspektrum zur Verfügung. Zum anderen hat sich die seriöse Palliativ-Medizin schon während der Krebsbehandlung bis zur Sterbebegleitung des Krebspatienten mit Schmerzlinderung und terminaler Sedierung sowie der Fürsorge für die begleitenden Angehörigen etabliert.

In der entwickelten Welt in Amerika und Europa sind viele Krebspatienten zwar mit ihrer Gesundheitsversorgung zufrieden. Es besteht aber deutlich weniger Optimismus von Patientenseite, wenn es um die Kommunikation und Information geht, die diese Versorgung begleitet.[6] Forschungen zum Thema Gesundheitsinformation im Kontext von Gesundheitsprovider und Patient betrachten den Austausch von Informationen zwischen den beiden Teilnehmern des Kommunikationsprozesses. In der Gesundheitsversorgung teilen Patienten den Anbietern Informationen mit, ebenso teilen Anbieter den Patienten Informationen mit. Die Forschung hat gezeigt, dass Patienten mit der Quantität und Art der vermittelten Information unzufrieden sind. So berichten mehr als 30 Prozent aller Krankenhauspatienten, dass sie keinerlei Informationen bezüglich Narkoseverfahren, der zu erwartenden Operationszeit, der möglichen Schmerzen und der Wahrscheinlichkeit zur Wiedererlangung ihrer Fitness erhalten hätten.[7]

Neben der mangelnden Zufriedenheit der Krebspatienten mit den Informationen durch die Anbieter haben Forschungsarbeiten auch nachgewiesen, dass solche Informationsdefizite Auswirkungen haben[8]: niedrige Adhärenz zu der vorgeschlagenen Behandlungsmethode sowie Aufsuchen nicht-traditioneller Behandlungsformen einschließlich nicht-konventioneller Anbieter wie Heilpraktiker, Geistheiler und anderen.

Das Bedürfnis von Patienten nach Information besteht auch dann, wenn dieselben Patienten unter Umständen nicht explizit nach solchen Informationen während ihrer Begegnung mit den Anbietern fragen. Nur in Interaktionen zwischen Arzt und Patient, die länger als 19 Minuten (!)

---

[6] THOMPSON, T.: *Die Beziehung zwischen Patienten und professionellen Dienstleistern des Gesundheitswesens*. – In: HURRELMANN, K.: *Moderne Gesundheitskommunikation. Aufklärungsgespräch zur E-Health*. 1. Aufl. – Bern: Hans Huber, 2001, S. 73-93.

[7] WILLIAMS, O.A.: *Patient knowledge of operative care*. – Journal of the Royal Society of Medicine, 86, 328-331.

[8] PRUYN, J.F.A., et al.: *Cancer patients personality characteristics physician-patient communication and adoption of the Moerman diet*. – Social Science and Medicine 20(1985)841-847.

dauern, finden Patienten die Zeit, nach den von ihnen benötigten Informationen zu fragen.[9] Dies ist ein deutliches Argument für Arzt-Patienten-Gespräche in der Krebsmedizin von deutlich über 20 Minuten Dauer. Allerdings befriedigt nicht nur die Dauer des Gespräches das Informationsbedürfnis des Patienten. Es ist in der Literatur bekannt, dass Patienten typischerweise 18 Sekunden (!), nachdem sie mit der Beschreibung ihrer Symptome begonnen haben, von den Ärzten unterbrochen werden und ihre wichtigsten Besorgnisse daher nicht offenbaren können.[10] Daher werden nach neueren Studien von den Ärzten in 54% der Fälle die Patientenbeschwerden und in 45% der Fälle die Patientensorgen nicht erfragt, so dass sich bei der Hälfte aller Besuche Patienten und Ärzte über die Natur des zugrundeliegenden Problems nicht angemessen verständigen können und keine Offenheit herrscht. Dies gilt auch bei chronisch kranken Patienten[11] wie Krebspatienten.

Unvollständige Information von Patienten durch den Arzt geht einher mit einer größeren Anzahl und einem höheren Umfang von diagnostischen Verfahren (Tests), erhöhten Kosten und Risiken sowie der Durchführung von mehr medizinischen Prozeduren.[12]

Weiterhin ist die Vorenthaltung von hinreichender Information und eine ungenügende Aufklärung ein Affront gegen die Selbstbestimmungsrechte des Patienten und seiner Angehörigen. Das Wissen um die unmittelbare Bedrohtheit kann zu einer Änderung des Lebenskonzeptes führen, während eine geschönte Prognose den Patienten und seine Angehörigen daran hindern kann, Dinge in die Wege zu leiten, die sie getan hätten (z.B. „Testament machen“, „Weltreise“, „sich versöhnen mit...“), wenn sie um den Ernst der Lage gewusst hätten. Eine ungenügende Information und Aufklärung kann so für den Krebspatienten und

[9] BEISECKER, A.E., et al.: *Patient information-seeking behaviors when communicating with doctors*. – Medical care. 28(1990)19-28.

[10] EPSTEIN, R.M., et al.: *Perspectives on patient-doctor communication*. – Journal of Family Practice. 37(1993)377-388.

[11] DEDONDER, J.L.: *A methodological study of self-disclosure in chronically ill patients*. – Dissertation, University of Kansas. School of Nursing. Kansas City, 1991.

[12] FRANKE, J.: *Boning up on bedside manner*. – Texas Medicine 91(1995)32-36.

seine Angehörigen eine Form des ‚Diebstahls an ihrem Leben'[13] sein. Weiterhin treiben ungenügende Information und Teilwahrheiten den Patienten in Angst und Isolation, vor allem, wenn er den Eindruck hat, dass andere die ganze Wahrheit wissen. Wichtig ist dabei zu wissen, dass das ganze Trachten und Streben des Patienten in aller Regel dahin geht, unvermindert in die Gemeinschaft einbezogen zu sein. Kranke fürchten den sozialen Tod oft mehr als den eigenen physischen Tod.[14]

Bei ärztlichem und familiärem Verschweigen der existentiellen Bedrohtheit des Patienten durch den Tod ist das Vertrauen zwischen Patient und Arzt bzw. Patient und Familie als zentralem Element der Arzt-Patienten-Beziehung und der vertrauensvollen familiären Einbindung gefährdet.[15] LEO TOLSTOI hat dies treffend so formuliert: „Das, was ihn am meisten quälte, war die Lüge – jene aus irgendeinem Grunde von allen verbreitete Lüge, dass er nur krank sei und keineswegs auf den Tod darniederläge." [16]

Dabei entwickelt der Patient bei den heute aufwendigen diagnostischen Verfahren mehr oder weniger deutliche Vorahnungen, dass es sich bei ihm nicht gerade um eine harmlose Erkrankung handelt. Oft erfährt der Patient die Diagnose im Klinikapparat von ganz anderer Seite als von seinem betreuenden Arzt oder vom ihn konkret betreuenden Pflegepersonal. Typischerweise geben nicht selten die bildgebenden Berufe wie Radiologen Teilwahrheiten preis: „Sie wissen ja, dass ihr Krebs nicht mehr heilbar ist?" Auch betroffenes Schweigen („fragen Sie doch Ihren Krebsarzt"), widersprüchliche Aussagen von Ärzten und Angehörigen verunsichern den Patienten, stören sein Vertrauen ganz empfindlich und erfüllen ihn mit Misstrauen. Dabei spielt natürlich auch die nonverbale Kommunikation, in der die Patienten die Diagnose „Krebs" auf dem

[13] SCHLÖMER-DOLL, U., et al.: *Information und emotionale Unterstützung*. – Dtsch Ärztebl 97(2000)A3076-A3081.

[14] KÖHLE, K.: *Aufklärung von Patienten im fortgeschrittenen Krebsstadium*. – MMW 126(1984)214-219.

[15] WIESING, U.: *Aufklärung von Tumorpatienten*. – Dtsch Ärztebl 98(2001)A1366.

[16] TOLSTOI, L.: *Der Tod des Iwan Ilijtsch*. – Stuttgart: Reclam, 1981.

Krankenhausflur ihrem Behandlungsteam vom Gesicht ablesen, eine gewichtige Rolle. Dabei wird unterschätzt, dass Menschen, die mit einer möglicherweise lebensbedrohlichen Erkrankung konfrontiert sind, eine große Sensibilität für die Authentizität (Echtheit, Glaubwürdigkeit, Zuverlässigkeit) ihrer Mitmenschen, insbesondere ihrer Ärzte entwickeln.[17] So wissen 90% der Patienten bereits vor dem Gespräch mit dem sie informierenden und aufklärenden Arzt über ihre Diagnose schon ziemlich genau Bescheid.

Dabei bestehen auch auf Seiten des informierenden Arztes Hemmnisse bei der Aufklärung von Krebspatienten. Insbesondere ist es natürlich angenehmer, gute Nachrichten zu überbringen als schlechte, da der Überbringer einer guten Nachricht als kompetenter und netter Arzt gelobt wird, während sich ein Patient mit einem gegenteiligen Befund in der Regel über den behandelnden Arzt beschwert oder ihn gar ablehnt (zum Beispiel wechseln viele Brustkrebspatientinnen ihren Frauenarzt nach der Diagnose Brustkrebs). Wie wir aus der griechischen Geschichte wissen, wurde der Bote mit der Nachricht von der Niederlage einer Schlacht getötet, d.h. es gibt wohl sehr subtil einen Mechanismus der Identifikation des Inhalts einer Nachricht mit ihrem Überbringer.[18]

Manche Ärzte und wohl auch Angehörige haben das Gefühl, als Überbringer der Hiobsbotschaft Krebs selbst „Mitverursacher“ von Leid zu sein. Hätte man, insbesondere der Arzt, nicht doch die Erkrankung verhindern können? Dieses nach H. THIELICKE „metaphysische Schuldgefühl“ ist angesichts der manchmal sehr emotionalen Reaktionen von Patienten auf ihre Krebsdiagnose nachvollziehbar, allerdings reduziert es nicht nur die professionelle ärztliche Kompetenz, sondern bedroht das eigene Lebensgefühl des Arztes. Die Trennung von empathischem Mitgefühl und dem Gefühl der „Mitschuld“ ist allerdings nicht nur sprachlich schwierig. Die Formulierung „Es tut mir leid, (I am sorry), aber es

---

[17] SCHLÖMER-DOLL, U., et al.: *Information und emotionale Unterstützung*, a.a.O., A3076-A3081.

[18] VOLKENANDT, M.: *Zur ärztlichen Aufklärung von Patienten mit malignen Melanomen*. – Akt Dermatol 21(1995)182-187.

liegen Metastasen vor", zielt ungewollt in beide Richtungen. Die Erkenntnis des Arztes, dass auch der Hochleistungsmedizin Grenzen gesetzt sind, konfrontiert ihn nicht nur mit den Grenzen seiner medizinischen Möglichkeiten, sondern auch mit seiner eigenen Sterblichkeit. Das Wahrnehmen und das Bearbeiten eigener Ängste und Befürchtungen gehört so zu einer guten ärztlichen Aufklärungskompetenz. Auch die Haltung des aufklärenden Arztes zum Thema „Sterben und Tod" spielt hier hinein. Neben dieser Aufklärungskompetenz ist eine Kompetenz zur ärztlichen Gesprächsführung beim informierenden und aufklärenden Arzt gefordert, die aber häufig nicht in der universitären Ausbildung und schon gar nicht in der technisch orientierten ärztlichen Facharzt-Weiterbildung gelehrt wird. Zudem werden die schwierigsten Gespräche häufig im Krankenhausalltag von den nach Dienstjahren jüngsten Ärzten geführt.[19]

Idealerweise wird die Diagnose, Prognose und Behandlung einer lebensbedrohlichen Erkrankung wie Krebs aus der ärztlichen Sicht in einem strukturierten Aufklärungsgespräch geführt, welches in entspannter Atmosphäre, auf Wunsch der Patienten unter Einbindung von Angehörigen, ohne Zeitdruck folgende Themen und Fragestellungen umfasst und zumindest in einem ersten Gang zu beantworten versucht: Diagnose und Ziel der Behandlung, Ablauf der Behandlung, akute Nebenwirkung, Spätfolgen, Nachsorgeuntersuchungen und Verhaltensregeln. Aus der Patientensicht sind demgegenüber möglichweise ganz andere Fragen von Bedeutung (Wie konnte das geschehen? Muss ich nun sterben? Bin ich bisher falsch behandelt worden? Was wird aus meiner Familie? Werde ich meine Arbeit behalten, wenn ich länger ausfalle? Wie wird es weitergehen? Was hat das für Folgen?). Bei derartig verschiedenen Erlebniswelten von Arzt und Patient sind Kommunikationsprobleme unausweichlich.[20] Insbesondere die Rollen der beiden Partner in

---

[19] VOLKENANDT, M.: *Zur ärztlichen Aufklärung von Patienten*, a.a.O., S. 182-187.

[20] CEGALA, D.J., et al.: *A study of doctors' and patients' perceptions of information processing and communication competence during the medical interview*. – Health Communication 7(1995)179-203.

dieser asymmetrischen Interaktion[21] wie auch das Maß an Kontrolle, das beiden zugeschrieben wird, bestimmen zusätzlich diesen immanenten Konflikt in der Arzt-Patienten-Kommunikation. Problematische Interaktionen zwischen Patient und Personal und zwischen Verwandten und Personal sind stark assoziiert mit psychosozialen Problemen, insbesondere wenn es um Kontrollprobleme geht. Als Lösungsansatz werden Schulungen zur Vermittlung von Informationen an Patienten und Familien für das onkologische Personal angeboten.[22] Im Ergebnis zeigen sich signifikant weniger Probleme in Bezug auf Interaktionen mit medizinischem Personal.

Einer der Hauptpunkte, die sich in den letzten Jahrzehnten in den Forschungsarbeiten zu Anbietern und Patienten herauskristallisiert haben, ist die Interaktion, die nach einer Krebsdiagnose stattfindet. Insbesondere der Informationsmangel bei Krebspatienten wird als ein Problem an sich beschrieben, aber auch, wie dieser Informationsmangel das Belastungserlebnis der Patienten, deren Krankheitsbewältigung und Compliance beeinflusst.[23] In der Analyse von Kontrollproblemen bei Krebs werden nicht nur Probleme, die von Krebspatienten erfahren werden, sondern auch Lösungsansätze durch ärztliche Erkundung und Akzeptanz von Metaphern, eigenen Theorien und inneren Bildern des Patienten über Krebs aufgezeigt.[24] Dies erfordert in der Aufklärungssituation vom aufklärenden Arzt ein großes Maß an Einfühlungsvermögen und

[21] FISHER, S.: *Doctor-patient communication. A social and micro-political performance.* – Sociology of Health and Illness 6(1984)1-29.

[22] GIMELIUS, R., et al.: *Information to and communication with cancer patients: Improvements and psychosocial correlates in a comprehensive care program for patients and their relatives.* – Patient Education and Counseling 25(1995)171-182.

[23] MORROW, G.R., et al.: *Improving physician patient communications in cancer treatment.* – Journal of Psychosocial Oncology 1(1983)93-101.

[24] BOWKER, J.: *Cancer, individual process, and control: A case study in metaphor analysis.* – Health Communication 8(1996)91-104.

Flexibilität. Allerdings wird bisher im Informations- und Aufklärungsgespräch von Arzt mit dem Krebspatient so gut wie nie danach gefragt.[25]

Der wesentliche Zweck der Aufklärung in dem Arzt-Patienten-Gespräch ist nicht die Informationsvermittlung, sondern die emotionale Unterstützung bei der Verarbeitung der Information. Krebskranke haben in besonderem Maße das Bedürfnis, sich über ihre Situation und die Möglichkeiten der weiteren Entwicklung zu orientieren und sind dabei in besonderem Maße für das Verhalten ihrer Bezugspersonen, insbesondere ihrer Ärzte, sensibilisiert. Nicht die nackte Wahrheit zählt, sondern die zwischenmenschliche Qualität der Begegnung. Ein wichtiges Kriterium ist die Selbstkongruenz, jene Übereinstimmung einer inneren Haltung mit allem äußeren Tun und Sagen. Wer behauptet, „ich bin immer für Sie da", dann aber nie erreichbar ist, wird dem nicht genügen. Das Vertrauen in die behandelnden Ärzte steht bei Krebspatienten in der Diagnose- und Krankheitsbewältigung an erster Stelle. Es ist der Dreh- und Angelpunkt bei der Kooperation zwischen Arzt und Patient sowie für die Bewältigung der Krebstherapie und der Angst absolut unentbehrlich.[26]

Bei schwindendem oder nicht hinreichendem Vertrauen in der Arzt-Patienten-Interaktion bei Krebs wird die Möglichkeit der Zusatzinformation in Form der Zweitmeinung oder der Information in Massenmedien zunehmend genutzt.

4.2 Zweitmeinung

Ziel der ärztlichen Zweitmeinung (englisch „Second Opinion") bei Krebs ist es, dem betroffenen Patienten und seinen Angehörigen angesichts einer lebensbedrohlichen Krankheit Informationen in Bezug auf die notwendige und hinreichende medizinische Behandlung zu geben.

---

[25] Schlömer-Doll, U., et al.: *Information und emotionale Unterstützung*, a.a.O., A3076-A3081.

[26] Ebd.

Hierdurch sollen das Vertrauen in die ärztlichen Maßnahmen in einer für den Patienten und seine Familie existentiellen Lebenssituation gegeben oder wiederhergestellt und die Patientensouveränität gestärkt werden. Besonders die heute von Medien geschürte Verunsicherung im Hinblick auf Diagnosesicherheit („Die Hälfte der Diagnosen sind falsch oder spät") und mögliche ärztliche Behandlungsfehler verstärkt diese Bedürfnisse der Betroffenen.[27]

Es geht bei einer Zweitmeinung aber ausdrücklich nicht darum, die Arbeit und die Behandlungsempfehlungen der erstbehandelnden Ärzte in Frage zu stellen, zu kontrollieren oder einzugrenzen oder kostengünstigere Alternativen in der Behandlung zu finden oder aufzuzeigen. Vielmehr soll in Abstimmung mit dem Patienten ein kollegialer Austausch zwischen dem erstbehandelnden Arzt und dem „Zweitmeinungsarzt" im Interesse des Patienten stattfinden. Viele Ärzte, und darunter in der Regel die qualifizierten, empfehlen gerade bei lebensbedrohlichen Erkrankungen wie Krebs eine Zweitmeinung einzuholen. Die Krankenversicherungen, gesetzliche wie private, übernehmen in Deutschland diese Zweitmeinung zwar kostenmäßig einmal pro Quartal, bieten diese aber nicht aktiv an oder organisieren diese gar. Es mehren sich gegenwärtig aber Modellprojekte wie das der AOK Nordwest, wo Versicherten mit Krebserkrankungen diese Zweitmeinungsoption aktiv angeboten wird.[28] Dabei werden Klinik- und Vertragsärzte in Westfalen-Lippe und Schleswig-Holstein innerhalb von zwei Wochen zum Beratungstermin vermittelt. Die zusätzlich anonym durchgeführte Patientenbefragung zeigte, dass die Versicherten sich ausführlich und verständlich informiert sowie ohne Zeitdruck ernstgenommen fühlten. Die meisten Versicherten fühlen sich in ihrer Entscheidung sicherer und würden eine Zweitmeinung wieder in Anspruch nehmen oder sie Dritten empfehlen.

---

[27] faz.net/aktuell/wissen/medizin/immer-oefter-zweitmeinung-vorsicht-arzt-11729064.html

[28] THOMSEN, H.: *Ärztliche Zweitmeinung*. Schnelle und unbürokratische Hilfe der AOK NORDWEST Krebsgesellschaft Jahresmagazin 2013/2014, 24.

Neben der Vermittlung von Zweitmeinungsärzten durch die Krankenversicherung besteht natürlich noch die Möglichkeit, vom behandelnden Haus- oder Facharzt eine Anlaufstelle zur Zweitmeinung, z.B. beim behandelnden Onkologen[29], empfohlen zu bekommen. Die einfachste und am leichtesten zugängliche Zweitmeinung ist das alternative Tumorboard[30] als Konferenz der Fachdisziplinen in der benachbarten Klinik oder Stadt. Aufgrund der bestehenden Konkurrenzen um die Tumorpatienten steht es heute jedem betroffenen Erkrankten und seinen Angehörigen frei, die Daten der Erkrankung direkt oder mittels Onkologen von einem anderen Tumorboard beurteilen und bewerten zu lassen. Leider wird diese Option nach eigener Kenntnis aus mehr als 10-jähriger Tumorboard-Erfahrung diverser Tumorarten noch viel zu wenig genutzt.

Darüber hinaus finden sich auch in den Online-Medien des Internets zunehmend Klinik- oder Firmen-basierte Angebote zur onkologischen Zweitmeinung. Als Beispiele seien die überregional bekannte Charité in Berlin[31] und die HMO AG – Health Management Online AG[32] genannt.

In der Charité kann eine Zweitmeinung zu jedem Zeitpunkt der Erkrankung eingeholt werden. Das heißt, der Patient und seine Angehörigen können sich bereits bei der Verdachtsdiagnose einer Krebserkrankung an die Charité wenden. Aber auch wenn die Diagnose schon gesichert ist und verschiedene Therapieoptionen vorgeschlagen worden sind oder sich der Patient bereits in einer Behandlungssituation befindet, kann eine Zweitmeinung eingeholt werden und nach Auffassung der Charité hilfreich sein. Neben den genannten Gründen (Stärkung des Vertrauens) kann es nach Auffassung der Charité gerade bei einer so schwerwiegenden Erkrankung wie einer Tumorerkrankung wichtig sein, die

[29] bonner-onkologen.de/behandlungen/zweit-meinung/zweit-meinung.html
[30] uke.de/zentren/cancer-center/index_47201.php
[31] hcccc.charite.de/angebote/zweitmeinung/
[32] krebszweitmeinung.de

optimale Therapie zu finden und auch persönliche Wünsche mit zu berücksichtigen (Shared Decision).[33]

Dass Patienten von einer Zweitmeinung profitieren können, ist wissenschaftlich belegt.[34] Schrader zeigte dabei, dass in etwa jedem 6. Fall die Therapie durch die Zweitmeinung signifikant modifiziert wurde. Inwieweit dies zu einer objektiven oder subjektiven Besserung des Patienten beigetragen hat, ist bisher nicht erforscht. Allerdings wurde im Fall des Hodentumors eine mögliche Überbehandlung in 40 Prozent und eine mögliche Unterbehandlung in 25 Prozent der diskrepanten Zweitmeinungen festgestellt. Bei diesen Zweitmeinungsanfragen im Hodentumor-Projekt der Hodentumor-Studiengruppe zeigte sich in den ersten drei Jahren unerwartet häufig, dass die Therapiefestlegung im Detail schwierig sein kann und ein gemeinsames Diskutieren von Vor- und Nachteilen unterschiedlicher Therapieoptionen hilfreich ist. Um die Zweitmeinungsanfrage für die behandelnden Ärzte zu erleichtern, hat daraufhin die Arbeitsgruppe eine pseudoanonymisierte Zweitmeinungsanfrage via Internet-Datenbank aufgebaut.[35]

Die kommerzielle Zweitmeinung bei Krebs (379 Euro pro Beratung, die von einigen wenigen gesetzlichen und privaten Krankenversicherungen übernommen werden) besteht im Wesentlichen aus einer Sammlung und Aufbereitung der zur Verfügung stehenden Informationen und Dokumente. Danach wird der Fall in eine geeignete Tumorkonferenz bestehend aus mindestens fünf Professoren oder Fachärzten der verschiedenen Fachrichtungen (Chirurgie, Onkologie, Strahlentherapie, Pathologie und den speziellen Fachbereichen wie Gynäkologie) eingebracht. Die Beratungsergebnisse und Informationen über Behandlungsoptio-

---

[33] BARTSCH, H.H., et al.: *Gemeinsame Entscheidung in der Krebstherapie – Arzt und Patient im Spannungsfeld der Shared Decision.* – Karger 2004.

[34] SCHRADER, M.: *Burden or relief: do second-opinion centers influence the quality of care delivered to patients with testicular germ cell cancer?* – Eur Urol 57(2010)867-72.

[35] zm-hodentumor.de/

nen, qualifizierte Kliniken und eine Auswahl an qualifizierten Fachärzten werden dem Patienten bzw. den Angehörigen übermittelt. Auf Wunsch wird ein direkter Kontakt zwischen Patient und Ärzten des Tumorboards hergestellt. Das kommerzielle Angebot der Firma wird auch via Anzeigenwerbung in Print-Zeitschriften wie Focus verbreitet.[36]

Ein in den Niederlanden existierender Arzneimittel-Informationsdienst (My Tomorrows) für chronisch Kranke wie Krebspatienten, der nicht verfügbare off-label-Medikamente oder Behandlungsverfahren wie Tumorvakzinen vermittelt, befindet sich in Deutschland im Aufbau.[37]

Während in der Krebsbehandlung ein unzweifelhafter Trend zur personalisierten Medizin besteht, wird die Betreuung des Krebskranken einschließlich Beratung und Information zunehmend unpersönlicher. Neben rasch wechselnden Ärzten in Großversorgungs-Einrichtungen wie Universitätskliniken ist die Einreichung und Versendung von persönlichen Daten via Internet an persönlich nicht bekannte Ärzte Ausdruck dieses letztgenannten Trends.

4.3 Abhängige und unabhängige Patientenberatung (Krankenkassen, Selbsthilfe, Verbraucherzentralen und andere)

Seit den 1990er Jahren unterlag vor allem die Patienteninformation und -beratung in Deutschland einer dynamischen Entwicklung. Sie erfasste zunächst die so genannte „abhängige“ Beratung – eine Bezeichnung, die erst in Abgrenzung zu der mehr oder weniger als Gegenpart zu begreifenden „unabhängigen“ Beratung verständlich wird. Zum als abhängig bezeichneten Bereich gehören Leistungserbringer und Kostenträger im Gesundheitswesen, die als nicht frei von Partikularinteressen

[36] focus.de/gesundheit/ratgeber/tid-24406/krebs-zweitmeinung-hmo_aid_691817.html

[37] mytomorrows.com/

gelten. Der sich daneben etablierende Bereich der „unabhängigen" Beratung ist organisatorisch, finanziell und ideell nicht mit den leistungserbringenden Instanzen verwoben.[38]

Im Bereich der abhängigen Patientenberatung engagieren sich neben den Ärzten zunehmend auch andere Anbieter im Bereich der Patienteninformation bei Krebs, so zum Beispiel Apotheker, die Pflegeberufe, die Sozialdienste, Krankenhäuser, Medizinprodukte- und Heilhilfsmittelhersteller, pharmazeutische Unternehmen, Kranken- und Pflegekassen, Verbände und Einrichtungen des Öffentlichen Gesundheitsdienstes. Sie alle reagierten damit nicht nur auf den bisher unbeantworteten Bedarf an ergänzender Beratung und Information zum Arztgespräch, sondern entdeckten Beratung und Information zugleich als Marketing- und Imageinstrument.

ABHÄNGIGE PATIENTENBERATUNG

Ärzte

Die wichtigste Informationsinstanz für Patienten mit Krebs stellen traditionell die Ärzte dar, die bis heute erste Anlaufstelle, wichtige Vertrauensinstanz und auch zentrale Informationsquelle sind.[39] Für manche, insbesondere ältere Patienten, sind Ärzte sogar die einzige Informationsquelle bei Krebs. Entsprechend hoch rangiert der Wunsch nach verständlicher, klarer und umfassender Information unter den Erwartungen von Patienten an die Ärzte und entsprechend wichtig wird die Kommunikation mit ihnen eingeschätzt. Bei nicht wenigen wächst aber die Skepsis gegenüber den Leistungen des Gesundheitswesens, vor allem infolge von Kommunikationsdefiziten, Kapazitäts-, Qualifikations- und Qualitätsproblemen und infolge von Misstrauen in die wirtschaftliche Unabhängigkeit der Beratung der Leistungsanbieter. Zuzahlungs-

---

[38] SCHAEFFER, D.: *Patientenberatung in Deutschland*. – In: SCHAEFFER, D., SCHMIDT-KAEHLER, S.: *Lehrbuch der Patientenberatung*. 2. Aufl. – Bern: Huber, 2012, S. 159-183.

[39] SAWICKI, P.: *Quality of health care in Germany. A six country comparison*. – Medizinische Klinik 100(2005)755-768.

und Selbstbeteiligungsregelungen bei der Finanzierung von Gesundheitsleistungen sowie die wachsende Bedeutung individueller Gesundheitsleistungen (IGeL) drängen Patienten und Ärzte mehr und mehr in eine Kunden-Anbieter-Beziehung. Diese Entwicklung ruft bei den Patienten Irritationen hervor, weil sie ihnen andere und für sie ungewohnte Handlungskompetenzen abfordert, über die keineswegs alle Patienten verfügen.[40]

Die sich hier zeigende Entwicklung zur Kommerzialisierung der Medizin wurde auch in der organisierten Ärzteschaft erkannt, so dass an fast allen 17 Landesärztekammern in Deutschland telefonische Patientenberatungsstellen einschließlich ortsnaher persönlicher Beratung etabliert und Informationen zur Krebsberatung auf den Internet-Homepages angeboten werden.[41]

Außerdem sind, Gesetzesimpulsen folgend, in allen 17 Landesärztekammern so genannte Schlichtungsstellen oder Gutachterkommissionen[42] zur Klärung und Befriedung angezeigter Behandlungsfehler, unter anderem infolge Krebsbehandlung, eingerichtet worden. Diese sind für Patienten kostenlos und werden durch Leistungserbringer und Krankenkassen bezahlt. Die gesetzlichen Krankenkassen unterhalten zusätzlich Beratungsdienste mit Gutachterstellen bei den Medizinischen Diensten der Krankenkassen (MDK)[43], die auch kostenlos für die Patienten in Konfliktsituationen, denen Schadensersatzansprüche aufgrund des Vorwurfes fehlerhafter ärztlicher Behandlung z.B. bei Krebs zugrunde liegen, tätig werden. Durch das am 26.02.2013 verabschiedete

---

[40] DIERKS, M.L.: *Information über die Qualität der gesundheitlichen Versorgung – Erwartungen und Forderungen der Patienten.* – In: KLAUBER, J.: *Krankenhausreport 2004. Schwerpunkt: Qualitätstransparenz – Instrumente und Konsequenzen.* – Stuttgart: Schattauer, 2005, S. 135-150.

[41] aekno.de/downloads/aekno/Patientenberatung-nrw.pdf; aekno.de/page.asp?pageID =8242

[42] aekno.de/page.asp?pageID=64

[43] mdk-nordrhein.de/746.htm

Patientenrechtegesetz[44] wird die Beratungspflicht der Krankenkassen deutlich erhöht.

Die gerichtliche Instanz zur Überprüfung von Behandlungsfehler-Vorwürfen und Erlangung von Kostenübernahmen ärztlicher Maßnahmen bei Krebs, insbesondere sogenannter off-label-Methoden wie Hyperthermie, Vakzinierungsmethoden oder anderen komplementären Methoden, stellt eine weitere Beurteilungsinstanz, gestützt auf per Beweisanordnung beauftragte Gutachter, dar.

Arztbewertungsportale, die auf Bewertungen von Ärzten und ihrer bereits erfolgten Behandlungen durch anonyme Meldungen beruhen, sind in der Ärzteschaft umstritten, werden aber gerade bei negativer Bewertung in der Auswahl der Leistungsanbieter von Betroffenen berücksichtigt.[45]

Pflege und Rehabilitation
Durch das Pflegeversicherungsgesetz von 1994 und das Pflegeweiterentwicklungsgesetz sind die Pflegekassen auf dem Gebiet der Pflegeberatung und Information auch im Bereich Krebs und Palliativmedizin (Leistungsansprüche, Leistungsberechtigung, Beantragungs- und Nutzungsmodalitäten, organisatorische und rechtliche Probleme, Informationen über Anbieter und Angebote der pflegerischen Versorgung) über ihre Servicestellen der parallel existierenden Krankenkassen, ihre Callcenter oder die wohnortnahen Pflegestützpunkte engagiert.[46]

Weiterhin besteht seit 2001 infolge des Sozialgesetzbuches IX in jedem Kreis/in jeder kreisfreien Stadt eine Servicestelle der Rehabilitationsträger.[47]

---

[44] bmg.bund.de/praevention/Patientenrechte/Patientenrechtegesetz.html
[45] jameda.de/presse/pressemeldungen/?meldung=78
[46] tumorzentrum-bonn.de/broschueren/Wegweiser2002_Bonn.pdf: „Pflegeberatung“
[47] reha-servicestellen.de

Psychoonkologie

Die Krebserkrankung betrifft Leib und Seele. Daher ist das Bedürfnis nach persönlicher, die Psyche unterstützender Zuwendung bei Patienten und Angehörigen neben der mechanistischen Diagnostik und Therapie genauso hoch oder sogar höher ausgeprägt. Allerdings wünscht sich nur die Minderzahl der Betroffenen eine direkte fach-psychologische oder -psychotherapeutische Exploration oder Intervention. Dennoch hat es sich bewährt, in Krebszentren[48] systematische und in onkologischen Schwerpunktpraxen niederschwellige Angebote an psychoonkologischer Mitbetreuung zu machen. Es besteht dabei aufgrund der bestehenden Zertifizierungsvorschriften für die beteiligten Krankenhäuser eine unbedingte Notwendigkeit, Psychologen zur psychoonkologischen Betreuung zu beschäftigen. Die Beratungsquote bei stationärer Behandlung beträgt dabei im Onkologischen Zentrum Bonn ca. 1 von 3 bis 4 aller Betroffenen. Da im ambulanten Bereich ein ausgeprägter Mangel der bundesweit organisierten Psychoonkologen[49] herrscht, beträgt die Beratungsquote hier in der Region Bonn ca. 1 von 10, mit deutlich geringerem Anteil in den ländlichen Regionen aufgrund geringerer Nachfrage und fehlenden Angebotes dort. Zum Beispiel gibt es am Standort in Euskirchen keine qualifizierten Psychoonkologen.

Sozialdienst

Die Verkürzung der stationären Liegezeiten und DRG-Abrechnung hat die zeitnahe Überleitung von Patienten aus dem stationären in den häuslichen, pflegerischen, palliativmedizinischen oder hospizlichen Bereich mittels Sozialdiensten[50], die an allen Krankenhäusern und einigen onkologischen Schwerpunktpraxen tätig sind, notwendig gemacht. Diese Sozialdienste beraten auch über die Versorgung mit notwendigen Hilfsmitteln und ambulante wie stationäre rehabilitative Maßnahmen.

---

48 tumorzentrum-bonn.de/broschueren/Wegweiser2002_Bonn.pdf: Psychoonkologie

49 psychotherapiesuche.de

50 malteser-krankenhaus-bonn.de/01.Patienten/01.05.Beratung_und_Hilfe/Sozialdienst.htm

Zusätzlich haben sich aufgrund des dargestellten Mangels an ambulanten psychoonkologischen Beratungskapazitäten psychosoziale Beratungsstellen[51] als kombinierte Anbieter sozialer und psychotherapeutischer Maßnahmen etabliert.

Apotheker

Eine ebenfalls nicht in ihrer Bedeutung zu unterschätzende Informationsquelle für Krebspatienten und ihre Angehörigen stellen die Apotheker und ihre Mitarbeiter dar. Sie stellen wichtige Anlaufstellen im Vorfeld von ärztlichen Diagnosen („ich habe Blut im Stuhl gesehen, was nun?“) und Behandlungen („wo soll ich mich denn hin wenden?“) dar. Weil sie einfach zugänglich sind, haben sie für viele Patienten hohe Bedeutung, sowohl was die Information und Kommunikation über Gesundheitsbeschwerden und Krankheit als auch den Umgang mit medikamentösen Therapien anbetrifft. Bedeutsam ist auch der Stellenwert der Apotheker als Rückversicherungs- und Nachbearbeitungsinstanz: Nicht eben wenige Patienten wenden sich mit Fragen, die während des Arztkontaktes aufgrund von Zeit- und Kapazitätsmängeln nicht hinreichend geklärt oder gar nicht erst artikuliert werden konnten, an „ihren Apotheker“. Die Relevanz von Information und Beratung wurde in den vergangenen Jahren zunehmend von den Apothekern erkannt, wobei Marketing- und Positionierungsaspekte sicher auch eine erhebliche Rolle spielen. Innovationsversuche bei der Krebsberatung durch Apotheker sind in der Adhärenzförderung durch Beratung nicht nur in der verkaufsähnlichen Offizin, sondern bereits auf Station des Krankenhauses des Krebszentrums im Rahmen von klinisch-pharmakologischen Visiten mit dem Arzt beim Patienten bzw. am Therapiebett/-stuhl des Patienten in der onkologischen Schwerpunktpraxis gemeinsam mit Arzt und onkologischem Pflegepersonal zu sehen. Besondere Bedeutung in der Krebsberatung durch Apotheker hat darüber hinaus bei den internistisch-multimorbiden mit einer Vielzahl von Medikamenten vorbehandelten Krebspatienten die pharmakologische Interaktionsanalyse, die die Hausmedikation und die Krebsmedikamente abgleicht. Nicht zu

[51] tumorzentrum-bonn.de/broschueren/Wegweiser2002_Bonn.pdf: „Psychosoziale Hilfe“

unterschätzen ist die Beratung im Rahmen der vom Apotheker gemeinsam mit dem onkologischen Krebsarzt geleisteten 24-h-Notfallrufbereitschaft für Medikation einschließlich Hauslieferservice bei onkologischen Komplikationen wie Schmerz, Übelkeit, Verstopfung, Fieber durch Infektion. Die für die Gesamtzahl der Apotheker schlechte Benotung der Beratungsqualität[52] trifft insofern auf die im Bereich der Krebsberatung tätigen Fachapotheker, z.B. für Offizinpharmazie, klinische Pharmazie, onkologische Pharmazie und Pflegeversorgung der unsere Gemeinschaftspraxis versorgenden Apotheke[53] sicher nicht zu.

Krankenhaus

Auf die seit den 1970er aufgebauten Sozialdienste wurde bereits abgehoben. Weiterhin sind die unten zu betrachtenden Selbsthilfegruppen wie ILCO bei Darmkrebs in vielen Krankenhäusern präsent.

Auch die internationalen Vorbildern folgende Einführung von Patientenfürsprechern oder Ombuds-/Beschwerdestellen in den Krankenhäusern ist zwar noch nicht flächendeckend, dafür in einigen Bundesländern wie Berlin und Hessen gesetzlich verpflichtend erfolgt. Die überwiegend ehrenamtliche Besetzung dieser Stellen schränkt allerdings deren Wirksamkeit und Akzeptanz faktisch ein.[54]

Wenig in Deutschland verbreitet sind bisher die in den USA und Schweden zum festen Bestandteil der Krankenhausversorgung gehörenden Patienteninformations- und Patienten-Edukationszentren.[55] Allerdings ist der Bedarf für Edukation im Sinne der Gesundheitsbildung, des Wissens über Gesundheit, Krankheit und Gesundung, identifiziert[56]

---

[52] STIFTUNG WARENTEST: *Mehr schlecht als recht*. Test, Nr. 3, 2004, S. 91-94; test.de/Apotheken-Selten-gut-beraten-1859514-0/

[53] oz-bonn.de/nc/partner/partner/apotheke.html?type=98&print=1

[54] DIERKS, M.L.: *Empowerment und die Nutzer im Deutschen Gesundheitswesen*. – Habilitationsschrift. Medizinische Hochschule Hannover, 2001.

[55] ABT-ZEGELIN, A.: *Patienteninformationszentren als pflegerisches Handlungsfeld: Aufbau und Gestaltung*. – Hannover: Schlütersche, 2007.

[56] station24.de/kommunikation-und-beratung/-/content/detail/IMPORT_4712

und wird auch bereits in einigen Modellprojekten in Nordrhein-Westfalen, wie im Tumorzentrum Bonn, bedient.[57]

Die Qualitätsberichte der Krankenhäuser, sei sie jährlich oder monatlich veröffentlicht, und die auf Patienten-Bewertungen aufbauenden Internetportale[58] dienen der Information über Leistungsanbieter und deren Auswahl durch die Betroffenen.

Zu diesem Bereich zählt auch der *Öffentliche Gesundheitsdienst* (ÖGD), wobei es umstritten ist, ob der staatsfinanzierte ÖGD abhängig oder unabhängig ist.

Zu den auf dem Gebiet der Beratung und Aufklärung traditionsreichen Institutionen im Gesundheitswesen gehört mit den zu ihm gehörenden kommunalen Gesundheitsämtern der Öffentliche Gesundheitsdienst. Als „dritte Säule des Gesundheitssystems" nimmt er wichtige Aufgaben im Bereich der Versorgung, des Gesundheitsschutzes (Seuchenhygiene, Impfschutz, Krankenhaushygiene, Umwelthygiene etc.), der Gesundheitshilfe, Gesundheitsförderung und -beratung wahr. Aufgrund struktureller Innovationsdefizite wie Ärztemangel nimmt der ÖGD aber, von den klassischen Kontrollfunktionen und Ausnahmen wie HIV/AIDS abgesehen, nicht die ihm eigentlich zufallende tragende Rolle auf dem Gebiet der Prävention, der Information und der Beratung, insbesondere nicht im Bereich von Krebserkrankungen, ein.

Krankenkassen
80 Prozent der Mitglieder der gesetzlichen Krankenkassen wünschen sich ein Engagement ihrer Krankenkasse im Bereich der Gesundheitsinformation und Aufklärung.[59]

---

[57] tumorzentrum-bonn.de/fakten.htm

[58] Weisse-Liste.de

[59] ZOK, K.: *Anforderungen an die Gesetzliche Krankenversicherung. Einschätzungen und Erwartungen aus der Sicht der Versicherten.* – Bonn: Wissenschaftliches Institut der AOK, 1999.

Dass die Kassen auch, wie oben in Form der MDK-Behandlungsfehlerreferate dargestellt, eine anwaltliche Funktion für ihre Versicherten bei der Überprüfung von Behandlungsfehlervorwürfen wahrnehmen, beruht ebenso auf einem Mitgliederwunsch von 73 Prozent.[60] Neben der wohnortnahen persönlichen face-to-face-Beratung durch Mitarbeiter in ihren Zweigstellen bieten die Krankenkassen darüber hinaus in den vergangenen Jahren ihren Mitgliedern Gesprächsberatung über Callcenter mit Gesundheitsberufen unterschiedlicher Provenienz an.[61]

Nach Angaben der Krankenkassen nehmen 1-8 Prozent ihrer Mitglieder diese Angebote wahr. Aussagen darüber, ob die Callcenter eine Versorgungslücke schließen oder lediglich additiv wirken, lassen sich zurzeit ebenso wenig treffen wie Aussagen über die Qualität der Beratung insgesamt und die Zufriedenheit der Versicherten mit dem Service.

Darüber hinaus werden unter dem Stichwort „Patientencoaching“ von den Krankenkassen Beratungsangebote für Versicherte mit chronischen Krankheiten wie Krebs in unterschiedlichen Organisationsstrukturen angeboten, die entweder krankenkassenintern oder in Zusammenarbeit mit externen Dienstleistern durchgeführt werden.[62]

In den letzten Jahren intensivierte sich – wie auch in anderen Ländern – die Patientenrechts- und Verbraucherschutzdebatte. Sie mündete in die Forderung nach Ausbau einer unabhängigen Patientenberatung und -information, die sich keinen anderen als den Belangen und Interessen von Patienten und Verbrauchern bzw. Nutzern verpflichtet fühlt, ideell nicht mit den Leistungserbringern oder Kostenträgern verwoben und an Verbraucherschutzideen gekoppelt ist.

---

[60] Wido.de/Marktforschung/erhebungen/gesundheitsreform/index.html (2000-10-30)

[61] aerzteblatt.de/pdf/98/6/a286.pdf; aok.de/hessen/gesundheit/beratung-und-hilfe-Patientenberatung-15435.php

[62] SCHMID, E., et al.: *Patientencoaching, Gesundheitscoaching, Case Management. Methoden im Gesundheitsmanagement von morgen.* – Berlin: Medizinisch Wissenschaftliche Fachgesellschaft, 2008.

Verbraucherzentralen

In Deutschland existieren bundesweit 16 Verbraucherzentralen, die in einer Dachorganisation, dem Bundesverband der Verbraucherzentralen, zusammengeschlossen sind. Sie verfügen in den unterschiedlichen Bundesländern über zahlreiche regionale Beratungsstellen. Dort können sich Ratsuchende über gesundheits- und krankheitsbezogene Themen sowie über finanzielle und abrechnungstechnische, sozial- und versicherungsrechtliche Fragen beraten lassen. Auch bei Konflikten mit Ärzten oder Krankenkassen sowie bei einem Verdacht auf ärztliche Behandlungsfehler stehen die Verbraucherzentralen rechtsberatend zur Verfügung.[63] Der Zugang zu den Beratungsstellen ist niederschwellig, die Akzeptanz der Verbraucherzentralen in der Bevölkerung aufgrund der Unabhängigkeit recht hoch. Allerdings haben die Verbraucherzentralen als öffentlich geförderte Einrichtungen infolge der fiskalen Krise des Wohlfahrtsstaates ihr Angebot in den vergangenen Jahren reduzieren müssen. Im Bereich Krebs besetzen die Verbraucherzentralen vor allem die Themen Prävention, Ernährung und Qualität der Leistungsanbieter, z.B. die Bewertung der Qualitätsberichte der Krankenhäuser (Datenbankabfrage).

Patientenstellen

In den 1980er-Jahren entstanden in Deutschland aus der Gesundheitsbewegung Patientenstellen. Mittlerweile existieren 13 solcher Patientenstellen, die sich zur Bundesarbeitsgemeinschaft der Patientenstellen (BAGP)[64] zusammengeschlossen haben. Alle werden von gemeinnützigen Vereinen (Gesundheitsläden, Gesundheitszentren) getragen und erhalten eine öffentliche Förderung. Neben der Beratung, Information, Edukation von Patienten fühlen sie sich auch für die Vertretung von Patienteninteressen und -rechten zuständig und übernehmen anwaltliche Funktion. Sie greifen die Anregungen und die Kritik von Patienten und professionellen Akteuren am Gesundheitswesen auf und versuchen durch Aufklärung, Projekte und gesundheitspolitisches Engagement

[63] vz-nrw.de

[64] bgap.de; gesundheits.de/bagp/BAGP-Dokumente/beratungsstandards.pdf

Veränderungen im Gesundheitswesen auf regionaler oder überregionaler Ebene zu bewirken. Zudem sind die Patientenstellen über die Beteiligungsverordnung als eine der Einrichtungen definiert worden, die im Gemeinsamen Bundesausschuss (G-BA) die Interessen der Versicherten und Patienten vertreten.

Viele Patientenstellen der BAGP waren von 2006 bis 2010 auch an der zweiten Phase des bundesweiten Modellprojektes „Unabhängige Patientenberatung Deutschland – UPD" nach § 65 b SGB V beteiligt und sind nun seit 2011 in der Regelversorgung der Unabhängigen Patientenberatung tätig.[65]

Weiterhin existiert ein buntes Spektrum an Vereinen, wie Patientenschutz e.V., Deutsche Gesellschaft für Versicherte und Patienten e.V.[66], die sich zum Schutz der Patienten bzw. als deren Interessenvertretungen gegründet haben. Die Vereinsziele sind allerdings häufig intransparent und die Interessen, die hinter den Gruppierungen stehen, nicht immer deutlich erkennbar.

Selbsthilfe

Auch aus der Gesundheitsbewegung der 1970/1980er-Jahre sind als Beratungs- und Informationsinstanzen die Selbsthilfegruppen hervorgetreten. Stießen Selbsthilfegruppen anfänglich auf Ablehnung und Skepsis, so haben sie sich längst zu einer festen Größe im Gesundheitswesen mit ihrem „Expertenstatus aus Betroffenheit" entwickelt.[67] Mittlerweile gibt es in Deutschland mehr als 70.000 Selbsthilfegruppen, in der Regel mit Betroffenen der häufigen Tumorarten wie Krebs von Darm[68], Brust, Lunge und Prostata, aber auch seltenen Krebsarten wie Lymphomen/Leukämien. Auch finden sich örtliche Zusammenschlüsse von

---

[65] unabhaengige-Patientenberatung.de/startseite.html

[66] Patientenschutz.de; dgvp.de

[67] TROJAN, A.: *Der Patient im Versorgungsgeschehen: Laienpotential und Gesundheitsselbsthilfe*. – In: SCHWARTZ, F.W., et al.: *Public Health. Gesundheit und Gesundheitswesen*. 3. Aufl. – München: Urban & Fischer, 2011.

[68] darmkrebs.de/sorgen-soziales/selbsthilfegruppen/

Selbsthilfegruppen, z.B. im Haus der Selbsthilfe in Bonn[69], die eine effektive Ausnutzung organisatorischer und anderer Ressourcen ermöglichen. Die Selbsthilfegruppen unterscheiden sich allerdings im Hinblick auf ihre Aufgaben, ihre Handlungsfelder, ihre Organisationsstruktur, ihre finanzielle und personelle Situation sowie ihr Beratungskonzept. Gemeinsam ist ihnen, dass sie Mitgliedern wie Nicht-Mitgliedern auf Erfahrungswissen basierende Informations- und Unterstützungsleistungen zu fast jedem medizinischen und psychosozialen Thema zur Verfügung stellen. Die Akzeptanz und das Vertrauen der Bevölkerung in die Qualität und Integrität der Selbsthilfegruppen ist hoch[70], weil das Angebot niederschwellig und der Zugang zu ihnen einfach ist. Allerdings sind die Kriterien „Unabhängigkeit von Leistungsträgern und Leistungserbringern“ und „Neutralität“ aus eigener langjähriger Erfahrung in der Regel nicht gegeben, da die Leiter von Selbsthilfegruppen dazu neigen, ihre positiven oder negativen Behandlungserfahrungen zu verallgemeinern und in die Selbsthilfegruppe zu tragen. Die finanzielle Unabhängigkeit versuchen die Selbsthilfegruppen zwar durch Selbstverpflichtungserklärungen zur Verfolgung der satzungsmäßigen Ziele ohne Einflussnahme von Sponsoren und Offenlegung finanzieller Zuwendungen zu demonstrieren[71], gleichwohl sind die Veranstaltungen der Selbsthilfegruppen in der Regel fremdfinanziert und auch häufig von der Pharmaindustrie gesponsert. Negativ fällt in jüngster Vergangenheit die zunehmende Marktmacht der Selbsthilfegruppen auf, die inzwischen auch die Zuweiserströme zu Onkologischen Zentren zu beeinflussen suchen.[72]

Die Ergänzung und der perspektivisch mögliche Ersatz von Selbsthilfegruppen durch Online-Communities in sozialen Netzwerken wie „Facebook“ und „Twitter“ lassen sich im Bereich der Krebsinformation

---

[69] hksh-bonn.de

[70] BORGETTO, B.: *Selbsthilfe und Gesundheit. Analysen, Forschungsergebnisse und Perspektiven in der Schweiz und Deutschland.* – Bern: Huber, 2004.

[71] HUNDERTMARK-MAYSER, J., MÖLLER, B.: *Selbsthilfe im Gesundheitsbereich.* – Berlin: Robert-Koch-Institut, 2004.

[72] KO, Y.D.: Persönliche Mitteilung.

auch schon feststellen. Allerdings sind Beispiele hierfür wie der Tweetchat #Brustkrebs survivor oder das professionelle Angebot der Felix-Burda-Stiftung noch Einzelfälle. Demgegenüber sind jüngere Patientengruppen wie die Typ-1-Diabetiker in den sozialen Netzwerken, z.B. im Tweetchat #dedoc[73] und auf „Facebook“[74] schon aktiv und nutzen diese als Alternative zu Selbsthilfegruppen.

Im Bereich der komplementären und alternativen Medizin (KAM) wird nicht nur das Informationsangebot durch Zeitschriften und Bücher von Ärzten, Heilpraktikern, der Familie und anderen Betroffenen genutzt. Vielmehr steht auch seit geraumer Zeit das Internet als Quelle für Patienteninformation international[75] und im deutschsprachigen Raum[76] zur Verfügung. Zusätzlich geben Inhalte von Chatrooms, insbesondere des unabhängigen Krebskompasses[77], einen Einblick in die Bedürfnisse der Patienten zum Thema komplementäre und alternative Onkologie. Eine Analyse der aus Patientensicht wichtigen Themengebiete ist wissenschaftlich möglich, ohne eine inhaltliche Bewertung des Austausches vorzunehmen.

Die Leistungsanbieter wie die gesetzlichen Krankenkassen haben den zusätzlichen Beratungsbedarf in diesem Bereich erkannt und werden Smartphone-basierte Angebote wie „DiabetesCoach App“ als Diabetes-Management-Software einführen. Eine Erweiterung des Angebotes auf Krebspatienten mit entsprechendem Informationsbedarf ist durchaus

---

[73] twitter.com/deDOCde

[74] facebook.com/dedoc.diabetes?fref=ts

[75] ESCHITI, V.S.: *Lessons from comparison of Cam use by women with female-specific cancers to others: it's time to focus on interaction risks with CAM therapies*. – Integr Cancer Ther 6(2007)313-344.

[76] BRUNS, F., BÜNTZEL, J., MÜCKE, R., et al.: *Spurenelemente-Supplementation in der Onkologie: Einfluss der Internetinformationen*. – Trace Elem Electroly 27(2010)45-48.

[77] HÜBNER, J., SENF, B., MÜNSTEDT, K., et al.: *Wenn Tumorpatienten über „Andere Methoden“ chatten. Eine Analyse der Beiträge von Betroffenen im Krebskompass*. – Der Onkologe 20(2014)364-370.

denkbar. Entsprechende kommerzielle Patienteninformationen in Datenbanksystemen[78] sind als Smartphone-Applikation im Übrigen bereits verfügbar.

Beauftragter der Bundesregierung für die Belange der Patientinnen und Patienten

Das Amt des Beauftragten der Bundesregierung für die Belange der Patientinnen und Patienten wurde mit dem Gesetz zur Modernisierung der Gesetzlichen Krankenversicherung (GMG) zum 1. Januar 2004 eingeführt.[79] Im Sozialgesetzbuch V wird in § 140 h Folgendes dazu ausgeführt:

> Amt, Aufgabe und Befugnisse der oder des Beauftragten der Bundesregierung für die Belange der Patientinnen und Patienten. Die Bundesregierung bestellt eine Beauftragte oder einen Beauftragten für die Belange der Patientinnen und Patienten. Der beauftragten Person ist die für die Erfüllung ihrer Aufgabe notwendige Personal- und Sachausstattung zur Verfügung zu stellen. Das Amt endet, außer im Falle der Entlassung, mit dem Zusammentreten eines neuen Bundestages. Aufgabe der beauftragten Person ist es, darauf hinzuwirken, dass die Belange von Patientinnen und Patienten besonders hinsichtlich ihrer Rechte auf umfassende und unabhängige Beratung und objektive Information durch Leistungserbringer, Kostenträger und Behörden im Gesundheitswesen und auf die Beteiligung bei Fragen der Sicherstellung der medizinischen Versorgung berücksichtigt werden. Sie setzt sich bei der Wahrnehmung dieser Aufgabe dafür ein, dass unterschiedliche Lebensbedingungen und Bedürfnisse von Frauen und Männern beachtet und in der medizinischen Versorgung sowie in der Forschung geschlechtsspezifische Aspekte berücksichtigt werden. Zur Wahrnehmung der Aufgabe nach Absatz 2 beteiligen die Bundesministerien die beauftragte Person bei allen Gesetzes-, Verordnungs- und sonstigen wichtigen Vorhaben, soweit sie Fragen der Rechte und des Schutzes von Patientinnen und Patienten behandeln oder berühren. Alle Bundesbehörden und sonstigen öffentlichen Stellen im Bereich des Bundes unterstützen die beauftragte Person bei der Erfüllung der Aufgabe.

[78] uptodate.com

[79] Patientenbeauftragter.de/front_content.php?idcat=4&lang=1

In der Begründung zum Gesetzesentwurf wird u.a. ausgeführt, dass mit der Einrichtung des Amtes auf Bundesebene den Anliegen der Patientinnen und Patienten Rechnung getragen wird. Der Gesetzestext ist den Vorschriften über den Beauftragten der Bundesregierung für die Belange behinderter Menschen nachgebildet und enthält darüber hinaus konkrete Antrags- und Beteiligungsrechte. Die beauftragte Person soll in unabhängiger und beratender Funktion darauf hinwirken, dass die Belange der Patienten in allen relevanten gesellschaftlichen Bereichen beachtet werden. Sie soll die Weiterentwicklung der Patientenrechte unterstützen und Sprachrohr für Patienteninteressen in der Öffentlichkeit sein.

Dies gilt insbesondere hinsichtlich der Einhaltung und Berücksichtigung von Informations- und Beratungsrechten durch Leistungserbringer, Kostenträger und Behörden im Gesundheitswesen und Beteiligungsrechten der Patientenorganisationen bei Fragen der Sicherstellung der medizinischen Versorgung. Das Amt ist nicht mit hoheitlichen Verwaltungskompetenzen ausgestattet, sondern dient der politischen Geltendmachung der Interessen von Patientinnen und Patienten. Bezüglich IGeL-Leistungen in der Krebsheilkunde informiert die aktuelle Web-Präsenz.[80] Eine große bekannte und breite Akzeptanz des in der Bevölkerung weitgehend unbekannten Amtes ist bisher allerdings nicht zu verzeichnen.

UNABHÄNGIGE PATIENTENBERATUNG

Seit 2001 wurden in zwei Stufen 30 Modellprojekte als Folge des §65b SGB V der Gesundheitsreform 2000 durchgeführt. Diese hatten, trotz großer Vielfalt der Inhalte, sechs übergreifende Zielsetzungen bei der Verbesserung der Patienteninformation: Lotsen- und Wegweiserfunktion, Wissenserweiterung, Kompetenzförderung, Beschwerdemanagement, anwaltliche Vertretung, Qualitätsverbesserung. Trotz Problemen der Beraterqualität im medizinischen bzw. sozialrechtlichen Bereich,

[80] Patientenbeauftragter.de/front_content.php?idart=18

insbesondere fehlender interdisziplinärer Kompetenz, und eingeschränkter Erreichbarkeit der Modellprojekte, wurde die Unabhängige Patientenberatung Deutschland (UPD)[81], getragen vom Sozialverband VdK Deutschland, dem Bundesverband der Verbraucherzentralen und dem Verbund unabhängige Patientenberatung, im Jahre 2011 als Regelleistung bei eingefrorenem Budget eingeführt. Aktuell versteht sich die UPD als Wegweiser und Lotse durch das Gesundheitssystem. Sie möchte Patienten stärken und dazu befähigen, ihre Interessen wahrzunehmen und eigenständig zu handeln. Dazu bietet sie Ratsuchenden eine neutrale und von Krankenkassen, Ärzten und Therapeuten etc. unabhängige Beratung, Information und Unterstützung. Das Beratungsangebot umfasst die persönliche Beratung vor Ort in 21 Beratungsstellungen, z.B. in Nordrhein-Westfalen in Köln und Dortmund, das bundesweit kostenfreie Beratungstelefon, die Online-Anfrage und die überregionale Arzneimittelberatung. Letztgenannter Arzneimittelberatungsdienst ist ein themenspezifisches überregionales Beratungsangebot der Unabhängigen Patientenberatung Deutschland in Zusammenarbeit mit dem Institut für Klinische Pharmakologie der medizinischen Fakultät der Universität Dresden. Ein besonderes Angebot richtet sich an türkisch- und russischsprachige Nutzer, da in den vorhergehenden Modellversuchen Migranten signifikant unterrepräsentiert waren.

Seit 2011 wurde der Auftrag der UPD auch auf das „Aufzeigen von Problemlagen im Gesundheitssystem“ erweitert. Die Unabhängige Patientenberatung Deutschland (UPD) hat darauf 2013 erstmals ihren Jahresbericht „Monitor Patientenberatung“ vorgelegt.[82] Auf der Basis von 75.000 Beratungsgesprächen lieferte er Hinweise auf mögliche Schwachpunkte im Gesundheitssystem. Über 14.500 Beschwerden von Patienten sind zwischen April 2012 und März 2013 bei der UPD eingegangen. Sie beziehen sich vor allem auf niedergelassene Ärzte und gesetzliche Krankenkassen. Gut jede dritte Beschwerde betraf dabei Patientenrechte. Dieses Thema führt mit fast 10.600 Beratungen auch die Liste der UPD-Beratungsschwerpunkte an. Besonders häufig ging es

---

[81] unabhaengige-Patientenberatung.de

[82] Patientenbeauftragter.de/front_content.php?idcat=7&nextstep=&idart=96

um das Recht auf Einsichtnahme in Krankenunterlagen, gefolgt von Beratungen zu unangemessenen Verhaltensweisen etwa durch Ärzte und Krankenkassen. Noch wichtiger war die Frage, welche Leistungen Patienten zustehen und ob sie unberechtigt abgelehnt wurden. Ein weiterer Schwerpunkt der UPD-Beratung ist der Verdacht auf Behandlungsfehler, der fast 6.800 Mal geäußert wurde. Fast 4.800 Mal war Krankengeld das Gesprächsthema – vor allem die Frage, wann Versicherte Anspruch auf Krankengeld haben und wie man diesen durchsetzt. Im Fokus stand das Krankengeld auch bei Beratungen im Rahmen psychischer Erkrankungen, die zu den größten Diagnosegruppen im Beratungsgeschehen der UPD zählen.

Fast 19.500 Mal haben die Berater der UPD bei der nachträglichen Erfassung des Beratungsgesprächs zudem einen Hinweis auf eine besondere Problemlage dokumentiert. In mehr als einem Drittel der Fälle waren Patienten unvollständig, widersprüchlich oder falsch informiert worden. Bei einem Viertel identifizierten die Berater Probleme im Bereich des Zugangs zur Versorgung. Größtenteils bestand hier die Vermutung, dass Versorgungsleistungen durch Leistungserbringer oder Kostenträger unberechtigt verweigert wurden. Ein weiteres Fünftel der benannten Problemlagen lieferte Hinweise auf eine mangelhafte Versorgungsqualität.

4.4 Massenmedien

Seriöse Patienteninformation für an Krebs erkrankte Patienten und deren Angehörige kann die Patientenkompetenz, das Informationsbedürfnis und die Kommunikation unter allen Beteiligten effektiv unterstützen. Werden diese Informationsbedürfnisse von Patient und Angehörigen durch den Arzt und das übrige professionelle Team ernst genommen, kann daraus ein sinnvoller Dialog entstehen.

Informationsvermittlung durch Berichterstattung in den Massenmedien ist heute ein ernst zu nehmender Faktor, der veränderte Informations-

und Kommunikationsstrukturen im Rahmen des existentiellen Themas „Krebs“ bei sinnvoll-kritischer Haltung entstehen lässt.[83]

Es muss aber berücksichtigt werden, dass sich eine Notwendigkeit zur Differenzierung im Rahmen der Patienteninformation ergibt, nämlich aufgrund der jeweiligen „schulischen“ Bildung, des sozioökonomischen Status und der Geschlechtsspezifika der Adressaten.

Als weiteres wesentliches Kriterium tritt die Art der Erkrankung hinzu, deren diagnostische und therapeutische Optionen, Prognosen, Lebenserwartung, Lebensqualität, was im Besonderen für die Behandlung von Krebserkrankungen in der Onkologie gilt.

Zusätzlich bringt ein erheblicher Teil der Patienten, Frauen wie Männer, erfahrungsgemäß bereits aus der Schulzeit elementare Wissensdefizite über Körperfunktionen, Wertigkeit von Körperorganen und die Biologie generell mit, was das Filtern von adressatengerechten Informationen erschwert.

Dabei gilt die Qualitätsrüge aus Sicht der Patientenvertreter, wie von Frau Professor Dr. MARIE-LUISE DIERKS, Leiterin der Patientenuniversität an der Medizinischen Hochschule Hannover, formuliert, sowohl den Anbietern als auch den Nutzern (Patienten und ihren Angehörigen). Dierks betont,

> […] dass die Qualität von Informationen, insbesondere was die Seriosität, Zugänglichkeit und Verständlichkeit anbetrifft, immer noch als verbesserungswürdig gilt, was zahlreiche Untersuchungen der letzten Jahre zeigten. Vor allem besteht ein Mangel an muttersprachlichen evidenz-basierten Informationen, die für Patienten und ihre Angehörige in verlässlicher Weise zur Verfügung stehen. Daneben sollten die Nutzer selbst qualifiziert werden, um die Qualität von Informationen bewerten zu können.[84]

---

[83] DORFMÜLLER, M.: *Die Einflüsse der Massenmedien*, a.a.O., S. 107-110.
[84] KERBEL, B.: *Gut informiert – weniger hilflos*. – Süddeutsche Zeitung, München (2008), Nr. 152, S. 9. Bericht über eine Podiumsdiskussion des Gesundheitsforums

In einer Podiumsdiskussion der Süddeutschen Zeitung am 24.06.2008 unter dem Titel „Fragen Sie Ihren Arzt oder Apotheker – Patienteninformation 2008“ gab DIERCKS folgende Ratschläge für die Nutzer von Patienteninformationen:

> Achten Sie ganz genau darauf, von wem die Internetseite erstellt worden ist. Suchen Sie das Impressum – es muss auf jeder Seite stehen; je besser es versteckt ist, desto größere Vorsicht ist geboten. Schauen Sie nach, wann die Seite zum letzten Mal aktualisiert wurde – je aktueller, desto besser. Je unabhängiger der Anbieter, desto seriöser die Informationen. Also ist bei Informationen von Pharmafirmen eher Skepsis angebracht als zum Beispiel bei Internetangeboten von Universitäten oder Forschungseinrichtungen... Das Internet darf keinesfalls die direkte Information zwischen Arzt und Patient ersetzen, sondern nur ergänzen.[85]

4.4.1 PRINTMEDIEN: BÜCHER, ZEITUNGEN, ZEITSCHRIFTEN, ARZT-RANKINGS, INFORMATIONSBROSCHÜREN, FLYER, AUFKLÄRUNGSBÖGEN

Printmedien besitzen im Kontext des Arzt-Patienten-Gespräches bei Krebserkrankung durchaus ihren Stellenwert.

Bücher
Bücher zur Krebsinformation für Patienten und deren Angehörige können zum Beispiel als Sachbücher oder Erfahrungsberichte von Betroffenen unterschiedliche Qualität liefern. Sie sollten daher kritisch gelesen und im Regelfall auch dem behandelnden Arzt gezeigt werden, um tendenziöse Scharlatanerie von den Patienten und deren Angehörigen fernzuhalten.

Zur Patienteninformation bei Krebs stehen zum Beispiel bei Darmkrebs bezüglich Ernährung, Vorsorge und Behandlung diverse Patienten-Rat-

---

der SZ vom 24.06.08 unter dem Titel „Fragen Sie Ihren Arzt oder Apotheker – Patienteninformation 2008“

[85] Ebd.

geber in der lokalen Buchhandlung und im Online-Buchhandel zur Verfügung (Amazon n=192, Lehmanns n=79, Thalia n=38). Auffallend ist dabei allerdings die Angebotsspanne im Online-Buchhandel.

Zeitungen
In den überregionalen Tageszeitungen wird die Diagnose Krebs, recherchiert am Beispiel Darmkrebs, in den Hauptausgaben, Beilagen und Online-Ausgaben mit Informationen für Patienten und Angehörige behandelt (BILD, Archiv: 320; FAZ, Frankfurter Allgemeine Zeitung: Archiv n=133; Die Welt: Archiv n=243). Ein großer Teil der Artikel erscheint als Meldungen in den Wirtschafts- und Börsenteilen der Zeitungen, wo über neue Studienergebnisse von Medikamenten und Therapieverfahren berichtet wird. Aufgrund der Auflagenhöhe (BILD 2,5 Millionen; FAZ 330.000; WELT 225.000) stellen diese Zeitungen numerisch bedeutsame Quellen zur Information über Darmkrebs dar. Allerdings ist die Auflagenhöhe der Zeitungen in den letzten zwei Dekaden massiv rückläufig (BILD von 5 auf 2,5 Millionen täglich), so dass die Bedeutung dieser Medien tendenziell abnehmend ist.

In den regionalen Zeitungen (z.B. Generalanzeiger Bonn, Auflagenhöhe 73.000, Archivsuche n=5) findet das Thema Krebs, z.B. Darmkrebs, nur geringe Berücksichtigung, insbesondere als Hinweis auf Patienteninformationstage von Leistungsanbietern oder eine spezielle Telefonsprechstunde durch die Tageszeitung. Bemerkenswert ist, dass die regionalen Zeitungen – im Gegensatz zu den getrennt agierenden überregionalen Zeitungen – ihre Artikel seit 1983 in einem gemeinsamen Online-Archiv (genios.de) sammeln. Immerhin 37.000 Einträge haben dabei in irgendeiner Form mit Darmkrebs zu tun. Durch eine komfortable Suchfunktion über Schlagworte und Sortierung nach Erscheinungsdatum kann sich der Leser rasch zu Detailthemen wie „Darmkrebs und Vorsorge“ informieren. Bei diesem Medium zeigt sich eine gute Verknüpfung von Aktualität in Printmedien und Informationsdatenbank, aufgebaut aus regionalen Zeitungsartikeln, zur raschen Verfügbarkeit auch über die aktuelle Auflage hinaus.

Zeitschriften

In den wöchentlich publizierten Nachrichten-Magazinen wie Focus (Archivsuche n=723) und Spiegel (Archivsuche: n>100) wird das Thema Krebs, z.B. der Darmkrebs, regelmäßig mit Aspekten wie Diagnostik, Therapie, Nachsorge, Ernährung und Erkrankung von Prominenten behandelt. Beide Nachrichtenmagazine erreichen mit einer Auflagenhöhe von über 500.000 (Focus) bzw. ca. 900.000 (Spiegel) eine große Verbreitung, allerdings sind die Verkaufszahlen beim Focus seit 1998 mit 32 Prozent und beim Spiegel mit 15 Prozent signifikant rückläufig. Insofern ist die zunehmende Bedeutung des Online-Angebotes dieser Medien einschließlich Archivsuche zu interessierenden Themen zu erwähnen. Auch hier entwickelt sich eine Simultan-Nutzung von gedrucktem Nachrichtenmagazin mit Online-Ausgabe und Online-Archiv.

In den wöchentlich, zweiwöchentlich, monatlich oder vierteljährlich herausgegebenen Magazinen der sogenannten Regenbogenpresse oder „gelben Presse" (der Yellow Press, Yellow Journalism, Auflagenhöhe 21 Millionen, davon 9 Millionen wöchentlich), die insbesondere sogenannte Frauenzeitschriften und Männer-Gesundheitsmagazine umfasst, wird Darmkrebs überwiegend unter Berücksichtigung von Gesundheitsempfehlungen bezüglich Ernährung und Früherkennung, aber auch durch Bezug auf betroffene Prominente thematisiert. In einer Stichprobe am 26.10.2013 wurden die in einem großen Supermarkt ausliegenden Zeitschriften der Yellow Press auf den Begriff Darmkrebs gescreent. In 136 Zeitungen fand sich einmal in „lifeline"[86] der Begriff Darmkrebs im Rahmen eines Artikels zum Thema „Check up, wann muss ich zum Arzt, 20 Symptome von A-Z". Unter der Rubrik „Durchfall" wurde neben entzündlichen Darmerkrankungen und Schilddrüsenüberfunktion auch der Darmkrebs als eine mögliche, wenn auch seltene Erklärung aufgeführt, ohne dass eine weitere Abklärung empfohlen oder aufgezeigt wurde. In der gleichzeitig ausliegenden Ausgabe von „Freizeit aktuell" vom 10. November 2013 wird ein „Großes Extra: Von

[86] lifeline. – Herbst 1-2013, S. 34f.

Fachärzten empfohlen: Die 28 besten Vorsorge-Tests für ein langes Leben" offeriert. Dieser Bericht enthält keinerlei Hinweis auf eine Darmkrebsvorsorge, nicht einmal mittels Test auf Blut im Stuhl, geschweige denn eine Vorsorge-Darmspiegelung als Standardverfahren.[87]

Lediglich in selten Ausnahmefällen nimmt die Yellow Press derartige Informationen für die Darmkrebsvorsorge expertenbasiert in ihr Themenspektrum auf, z.B. im Rahmen von Apothekerzeitschriften[88] für Patienten (Apothekenumschau n=74) und Fachpersonal (DAZ n=277). Ob dies an der fehlenden Nachfrage angesichts einer unter 20%igen Teilnahmequote an endoskopischer Darmkrebsvorsorge, dem „unappetitlichen" Vorbereitungsmodus mit Abführtrinklösungen oder dem mit Scham belegten endoskopischen Untersuchungsverfahren liegt, muss dahinstehen.

In der Meidung von sachlichen Patienteninformationen unterscheiden sich die sogenannten Frauenzeitschriften nicht von den sogenannten Männer-Gesundheitszeitschriften. Dies gilt auch für die Online-Ausgaben dieser Yellow-Press-Formate (Archivabfrage: Zielgruppe Frauen – Gala n=18, Freundin n=8, Brigitte n=13, Maxi Wunderweib n=11, Women‘s Health n=6, Cosmopolitan n=5, Fem n=4, AMICA n=3, JOY n=1, Für Sie n=0, Petra n=0; Zielgruppe Männer – Men‘s Health n=8).

Eine bedeutsame Ausnahme stellt die „Bunte" dar. Der am 25. November 1967 geborene Felix Burda, Sohn aus erster Ehe des Herausgebers Hubert Burda, starb Ende Januar 2001 an Darmkrebs. Die Felix Burda Stiftung[89] setzt sich seitdem folgerichtig für die Darmkrebs-Vorsorge und Aufklärung über diese Erkrankung unter anderem auch durch vielfältige Publikationen in der Zeitschrift „Bunte" (Archivabfrage n=119, Auflage 562.666 wöchentlich) ein.

---

[87] Freizeit aktiv. – 10. November 2013, S. 63ff.

[88] BRUCH, H.-R.: *Vorsorgekoloskopie*. – Vive 03, 2013, S. 62-63; deutsche-apotheker-zeitung.de

[89] felix-burda-stiftung.de

Die bisherige Medieneinschätzung der Rolle der „Yellow Press" als vielschichtig, die meist nur plakativ-einseitige, wissenschaftlich nicht fundierte oder gar falsche Informationen weitergeben, kann angesichts zunehmender Nachfrage nach Expertenkompetenz[90] von Seiten der „Yellow Press" heute wohl nicht mehr uni sono aufrecht erhalten werden. Es bleibt allerdings zu berücksichtigen, dass Informationsvermittlung eine Sender-Empfänger-Interaktion bleibt und nicht nur die Botschaft, sondern auch die Beteiligten in ihren individuellen Voraussetzungen, Kompetenzen, Ausstattungen und Fähigkeiten berücksichtigt werden müssen. So dürfte es trotz sachlicher Information in der „Yellow Press" auch weiterhin deren Nutzern als Patient und Angehörige in vielen Fällen schwer fallen, den Stellenwert der erhaltenen Information adäquat einzuschätzen, einzuordnen und zu bewerten. Das dann die Massenmedien-geprägte Patienteninformation ins Lot rückende Arzt-Patienten-Gespräch betont auch Prof. Dr. O. A. MÜLLER[91], der davor warnt, dass die Massenmedien die direkte Information zwischen Arzt und Patient keinesfalls ersetzen, sondern nur ergänzen sollen.

Arztrankings

Zunehmende Aufmerksamkeit richten Patienten und Angehörige auf die Darstellung von sogenannten Ärzterankings in Magazinen[92], die reine Positivlisten darstellen. Da die Platzierungen auf diesen Positivlisten häufig gegen Zahlung einer Gebühr an die Magazine oder indirekt an deren Agenturen erstellt werden, ist eine neutrale Sachlichkeit der Reihenfolge der Bewertung wohl nicht gegeben. Vergleichbar kritisiert wurden in Deutschland vor kurzem die ADAC-Rankings gegen entsprechendes Honorar. Bei Ärztekammern und zahlreichen Ärzten sind sie inhaltlich umstritten, so dass der Vorwurf der Unseriosität erhoben wird.

---

[90] BRUCH, H.-R.: *Patienteninformation: Wichtige Fragen an den Onkologen*. – Neue Post 2(2014)44f.

[91] KERBEL, B.: *Gut informiert – weniger hilflos*, a.a.O.

[92] itunes.apple.com/de/app/focus-arzteliste/id496203103?mt=8

Neutrale Listen ohne Rankings bieten dagegen der Deutsche Krebsinformationsdienst[93] in Zusammenarbeit mit Ärztekammern und Kassenärztlichen Vereinigungen sowie kommerzielle Anbieter wie der Medführer Krebs[94], Deutscher Verlag für Gesundheitsinformation GmbH in Heidelberg an.

Informationsbroschüren

Durchgesetzt haben sich in der Patienteninformation die durch die Ärzteschaft unterstützten Broschüren der Deutschen Krebshilfe, die als Printmedien oder download-fähige PDF-Dateien den Interessenten kostenfrei und aktuell zur Verfügung stehen.[95] Neben Privatpersonen können auch Anbieter im Gesundheitswesen größere Mengen der Informationsbroschüren bei der Deutschen Krebshilfe anfordern und diese dann auslegen oder an Interessierte übergeben. Als weitere Anbieter dienen aber auch Selbsthilfegruppen, wie beim Darmkrebs die Deutsche ILCO – Selbsthilfeorganisation für Stomaträger und Menschen mit Darmkrebs[96] und andere, die über den Krebsinformationsdienst in Heidelberg ihre Broschüren und Informationsblätter anbieten.[97] Aber auch die Krankenkassen, z.B. die Techniker Krankenkasse[98], informieren ihre Mitglieder und deren Angehörige in gedruckter Form und mittels als PDF aus dem Internet herunterladbaren Dateien über das Thema Krebs, insbesondere im Zusammenhang mit der gesetzlich durchgeführten Vorsorge. Die Pharmaindustrie, z.B. Roche Pharma[99], bietet eine ganze Palette von gedruckten und als PDF-Dateien beziehbaren Informationsbroschüren, insbesondere natürlich zum Thema der medikamentösen Tumortherapie. Darüber hinaus stellen Leistungsanbieter, vor allem die

[93] krebsinformationsdienst.de/wegweiser/adressen/ansprechpartner.php#inhalt8

[94] medfuehrer.de/Onkologie

[95] krebshilfe.de/wir-informieren/material-fuer-betroffene/blaue-ratgeber.html: Darmk rebs, Stand 3/2013

[96] ilco.de/darmkrebs

[97] krebsinformationsdienst.de/wegweiser/broschueren/darmkrebs.php

[98] tk.de/centaurus/servlet/contentblob/197958/Datei/1744/TK-Broschuere-Darmkreb s-Frueherkennung.pdf

[99] roche.de/pharma/indikation/onkologie/darmkrebs/5000.html

Kassenärztlichen Vereinigungen, z.B. in Bayern[100], entsprechendes Informationsmaterial zur Verfügung.

Im Übrigen erhalten alle Patienten, die im Rahmen von zertifizierten Krebszentren behandelt werden, bei der Entlassung aus der stationären Behandlung eine Informationsmappe mit entsprechendem Informationsmaterial über die Weiterbehandlungsformen nach der Operation z.B. bei Dickdarmkrebs oder über die Behandlung vor einer Operation wie bei Mastdarmkrebs.[101]

Die Informationsmappen werden in der Regel als Printmedium dem Patienten unmittelbar durch den behandelnden Arzt, den Fallmanager, den Sozialdienst oder die Psychoonkologie überreicht. Vorteil ist die Anknüpfung an ein bestehendes, im Krankenhaus während der Erstbehandlung der existentiell bedrohlichen Erkrankung gewachsenes Vertrauensverhältnis. Nachteil ist die Assoziation der Erstbehandlung und die in der Regel fehlende Option der Einholung alternativer Meinungen im Sinne einer Zweitmeinung, wie unter 4.2 dargestellt. Allerdings ist das Angebot der Zweitmeinung in diesen Informationsbroschüren in der Regel aufgenommen.

Zunehmend werden die Informationsbroschüren aber auch als PDF-Dateien in das Internet hochgeladen. Hierdurch ergibt sich der Vorteil der jederzeitigen Verfügbarkeit angesichts der Verbreitung mobiler Zugangsgeräte wie iPad oder andere. Zudem kann der Patient nicht nur eine Informationsbroschüre seines behandelnden Zentrums lesen, sondern er erhält die Möglichkeit, weitere alternative Broschüren von benachbarten Zentren zu lesen und zu vergleichen. Hierdurch ist die Mög-

---

[100] kvb.de/fileadmin/kvb/dokumente/Praxis/Infomaterial/GesundheitPraevention/KVB-Broschuere-Patienteninformation-Darmkrebsfrueherkennung.pdf

[101] google.de/url?sa=t&rct=j&q=&esrc=s&source=web&cd=8&ved=0CFwQFjAH&url=http%3A%2F%2Fwww.raphaelsklinik.de%2Fsites%2Fdefault%2Ffiles%2Fraphaelsklinik%2Fdateien%2Fdownloads%2Fpatientenbroschuere.pdf&ei=TkD_Up2kEMSWtAbty4HQDg&usg=AFQjCNH_bIsCwMSk3pWjPnVA3Jk2bGgQMg

lichkeit der ergänzenden Information, z.B. bei fehlenden Leistungsangeboten wie Psychoonkologie in dem einen Zentrum durch die alternative Informationsbroschüre des anderen Zentrums, gegeben.

Flyer

Auch kurzgehaltene Printmedien zur Patienteninformation wie Flyer – teilweise auch als PDF-Dateien im Internet[102] verfügbar – haben durchaus ihre Bedeutung und ihren Wert. So demonstrieren sie nachdrücklich den Kooperationswillen und ggf. auch die Kooperationsintensität des jeweiligen Leistungsanbieters, z.B. eines Krebszentrums[103] oder eines Praxisverbundes von spezialisierten Gemeinschaftspraxen.

Die Patienten und ihre Angehörigen haben auf diese Weise schnelleren Zugang zu den jeweiligen Leistungspartnern im Zentrum und im regionalen wie überregionalen Großraum und werden auch auf mögliche alternative Behandlungseinrichtungen, z.B. verschiedene Chemotherapieanbieter, hingewiesen, da in der Regel die Zentren mit mehreren externen Partnern diesbezüglich kooperieren. Patienten wünschen zum Beispiel in der Regel eine wohnortnahe Versorgung zur Krebsbehandlung, alleine schon wegen der gesetzlichen Übernahme der Fahrtkosten zur Chemo- und Strahlentherapie zum nächstgelegenen geeigneten Leistungsanbieter. Umgekehrt gibt es aber auch Patienten, die genau dieses nicht wollen und in der Heimatregion wegen ihres Bekanntheitsgrades oder aus Sorge vor Mitleid der Mitmenschen nicht behandelt werden wollen und einen weiter entfernteren Anbieter suchen. Darüber hinaus „gilt der Prophet nichts im eigenen Lande“ und einige Patienten können sich gar nicht vorstellen, dass der Spezialist vor der Haustür die Leistung so qualifiziert anbietet wie der Kollege in der entfernten Großstadt.

[102] google.de/url?sa=t&rct=j&q=&esrc=s&source=web&cd=1&ved=0CCwQFjAA&url=http%3A%2F%2Fwww.hbh-kliniken.de%2Fhbh%2Fdokumente%2FSingen%2FFachbereiche%2FKrebszentrum%2F850_Flyer_Tumorpatienten.pdf&ei=4kX_UtyaG4qWtAaGxYCgCg&usg=AFQjCNGJWbMOUaRdJqQ8cUwsg-iiDyAhLA

[103] oz-bonn.de/fileadmin/downloads/Broschüre_OZ_2013.pdf

Aufklärungsbögen

Ärztliche Eingriffe in die Körperintegrität (auch invasive Untersuchungen, Behandlung mit Medikamenten, Neben- und Folgeeingriffe) bedürfen der Einwilligung des Patienten. Diese ist nur wirksam, wenn er einwilligungsfähig ist und die für ihn wesentlichen Umstände kennt. Der Arzt muss den Patienten über Art, mögliche nachteilige Folgen und Risiken des Eingriffs, Behandlungsalternativen sowie über die individuellen Besonderheiten (z.B. Sicherheit der Diagnose, Bedeutung von Vor- und Begleitkrankheiten, Erfolgsaussichten der Behandlung) informieren (sog. Eingriffsaufklärung).

Die Rechtsprechung verlangt immer wieder, dass eine Aufklärung „im Großen und Ganzen" erfolgen müsse. Insbesondere an die Aufklärung über eingriffsspezifische typische Risiken, die im Falle ihrer Verwirklichung die weitere Lebensführung des Patienten schwerwiegend beeinträchtigen, werden aber strenge Anforderungen gestellt. Wird ein Eingriff durchführt, ohne dass eine wirksame Aufklärung und Einwilligung vorliegen, ist der Eingriff rechtswidrig. Der Arzt hat dem Patienten dann unter Umständen etwaige Behandlungsschäden zu ersetzen. Die ordnungsgemäße Aufklärung muss der Arzt beweisen.

Die Aufklärung muss rechtzeitig erfolgen, damit der Patient frei entscheiden kann. Bei normalen ambulanten Eingriffen kann die Aufklärung am gleichen Tag genügen, wenn der Patient dadurch nicht in eine Drucksituation gerät (keine Aufklärung auf dem Operationstisch und nicht nach der Prämedikation). Allgemeingültige Fristen für bestimmte Eingriffe gibt es nicht.

Die Einwilligung des Patienten kann auch mündlich erteilt wirksam werden. Zu Beweiszwecken empfiehlt sich aber, Aufklärung und Einwilligung mit der Unterschrift des Patienten bestätigen zu lassen.

Der für den konkreten Patienten wesentliche Inhalt der Aufklärung sollte dokumentiert werden. In den Aufklärungsbögen kann dies durch eigene Notizen, An- oder Unterstreichen von Text, Einzeichnen in Abbildungen usw. erfolgen.

Das am 26.02.2013 in Deutschland verabschiedete Patientenrechtegesetz soll nach dem Willen des Gesetzgebers unter anderem die Rechte der Patienten stärken, Transparenz schaffen und die Patienteninformation verbessern. Die in den neuen §§ 630 a ff. BGB geregelten Pflichten geben jedoch weitgehend Rechte und Pflichten wieder, die bislang durch die Rechtsprechung zur Arzthaftung, dem Grundgesetz, der Berufsordnung der Ärzte und weiteren Gesetzen geregelt wurden. Eine Neuerung im Hinblick auf die Patientenaufklärung ist allerdings, dass den Patienten Abschriften von Unterlagen, die sie im Zusammenhang mit der Aufklärung und Einwilligung unterzeichnet haben, auszuhändigen sind. Dazu stehen vorgedruckte Formulare in diversen Muttersprachen zur Krebsbehandlung wie Operation, Chemo- und Strahlentherapie mit durchschreibefähigen Blättern für die notwendige Kopie für die Patienten zur Verfügung.[104]

Wichtig ist die individualisierte Aufklärung im Hinblick auf Alter, Geschlecht, Begleiterkrankungen, über Risiken und Nebenwirkungsmöglichkeiten einschließlich möglicher Organschäden, Nachfolgeeingriffe und ggf. das Todesfallrisiko. Aus diesen Informationen kann der an Krebs Erkrankte ablesen, ob er dieses Risiko grundsätzlich zu tragen bereit ist und dem Eingriff zustimmen kann.

4.4.2 Fernsehen, Rundfunk, Telefon

Medizinjournalismus in den Medien Fernsehen und Rundfunk kann sich nach Dorfmüller in sehr unterschiedlicher Qualität darstellen,

> das dargebotene farbige Bild im Fernsehen wirkt meist eindringlicher als allein das gesprochene oder gedruckte Wort. Auch in seriösen Sendeanstalten, in seriösen Zeitungen werden zum Teil aus Platz- und Zeitgründen Schnitte in Filme, in Statements von kompetenten Fachleuten gemacht, ein

[104] thieme-compliance.de/produkte/aufklaerungsboegen-mit-durchschreibesatz/

unvollständiges, unter Umständen allzu hoffnungsvolles oder düsteres Bild gezeichnet. Selbst in seriösen Sendern kann es passieren, dass selbsternannte oder einseitig vorgehende Fachleute hin bis zu Scharlatanen unkritisch zu Wort kommen.[105]

Serien mit fiktionalen Inhalten, beispielsweise über Krankenhäuser, Arztpraxen, deren Teams und Patienten, deren Erkrankungen oder Krankheitsfolgen, bringen intendierte und nichtintendierte Informationseffekte für die Zuseher. Der Alltagsrealität in den genannten Institutionen werden diese Darstellungen häufig kaum gerecht, erzeugen Illusionen, Verunsicherungen und Fehleinschätzungen.

Fernsehen

Arztserien im Sinne von Serien mit medizinischem Inhalt nehmen zwar im Fernsehen eine bedeutsame und tendenziell eher noch zunehmende Stellung ein (1998 pro Woche 64 Sendungen, Gesamtlänge 60 Stunden[106]; im Vergleich dazu 2013 nach Analyse des TV-Angebotes der Woche vom 19.-25.10.2013 in tv Hören & Sehen, Ausgabe 42, 130 Sendungen, Gesamtlänge 100 Stunden, Zuwachs somit in 15 Jahren ca. zwei Drittel). Allerdings ist der Anteil an Patienteninformationen 2013 (Analyse des TV-Angebotes der Woche vom 19.-25.10.2013 in tv Hören & Sehen, Ausgabe 42) mit 20 von 100 Stunden, also einem Fünftel des Angebotes entsprechend, deutlich geringer als das Unterhaltungsangebot mit medizinischen Inhalten. Die Informationsangebote werden zusätzlich in den Online-Ausgaben der Fernsehsender in Mediatheken angeboten[107], so dass ein zeitlich unabhängiger Zugang zu der Information ermöglicht wird.

---

[105] DORFMÜLLER, M.: *Das Angehörigen-Gespräch aus medizin-psychologischer Sicht*. – In: DORFMÜLLER, M.: *Die ärztliche Sprechstunde*. – Landsberg: Ecomed Verlagsgesellschaft, 2001.

[106] STULZ, P.: *Live-Sendung chirurgischer Operationen im Fernsehen*. – In: STULZ, P., ROMANO, G.: *Medien und Medizin*. – Zürich: Chronos Verlag, 2008, S.106.

[107] ardmediathek.de/das-erste/mittagsmagazin/neue-methode-bei-darmkrebs-operatio nen?documentId=17465234

Zunehmender Beliebtheit erfreut sich die Information von Besuchern von Leistungsanbietern mittels sogenanntem „Wartezimmer-Fernsehen“[108], hier konnten im Untersuchungszeitraum zwei Videoanbieter zum Thema Krebs, hier Darmkrebs, identifiziert werden.

Radio, Hör- und Rundfunk
Neben gelegentlichen Expertenbefragungen[109] werden in diesem Medium auch von den Krankenkassen unterstützte Informationen zum Thema Krebs angeboten, sogenannte Radio-O-Töne.[110]

Insgesamt wird der Hör- und Rundfunk via Radio als Informationsmedium für das Sachthema Krebs, insbesondere Darmkrebs, nur gering eingesetzt.

Telefon/Telefonische Information
Der führende telefonische Anbieter von Patienteninformation zum Thema Krebs ist in Deutschland der Krebsinformationsdienst des Deutschen Krebsforschungszentrums in Heidelberg über Tel.: 0800/4203040 oder per E-Mail: krebsinformationsdienst@dkfz.de.[111] Der Krebsinformationsdienst ist seit 1986 Anlaufstelle für alle Fragen zu Krebs. Am Telefon, per E-Mail sowie in ergänzenden Sprechstunden in Heidelberg und Dresden beantwortet der Dienst Fragen von Ratsuchenden. Aktuelle Themen sind Brustimplantate bei Mammographiescreening, Ginseng bei tumorassoziierter Fatigue, Kapselendoskopie alternativ zur Koloskopie, Sterblichkeitssenkung an Prostatakrebs durch Metformin.[112]

Im Internet bietet der Krebsinformationsdienst aktuelles Wissen, Adressen, Linktipps und Hinweise auf Fachquellen. Im sozialen Netzwerk

[108] tv-wartezimmer.de/pressedownload/Gesundheit-A-Z/darmkrebs/; invidis.de/2013/02/health-care-tv-wartezimmer-informiert-im-marz-uber-darmkrebs/
[109] gastro-theilmeier.de/index.php?cid=137&PHPSESSID=8b7152af6fb3cff335528e6c5b2c6e94
[110] aok-bv.de/presse/medienservice/ratgeber/index_10847.html
[111] krebsinformationsdienst.de/wirueberuns.php
[112] GAISSER, A.: *Der Onkologe* 2013;12:1080-1082.

„Facebook" vermittelt er aktuelle Nachrichten und lädt zur Diskussion ein. An diesem Anbieter kann man gut erkennen, dass zu dem ursprünglich Nur-Telefonangebot ein Präsenzangebot in zwei Universitätsstädten und ein Online-Angebot in sozialen Medien wie „Facebook" hinzugekommen ist.

Als weiterer Anbieter einer Telefonberatung dient die Deutsche Krebshilfe e.V. über Tel.: 0228/7299095, per Post: Buschstraße 32, 53113 Bonn und per E-Mail: beratungsdienst@krebshilfe.de[113] sowie die Stiftung "LebensBlicke", die eine Beratung zur Darmkrebsfrüherkennung unter Tel.: 0800/2244221 anbietet.

Im Untersuchungszeitraum wurden mehrere Telefon-Sprechstunden mit Experten zum Thema Darmkrebs von Hilfsorganisationen, Leistungsanbietern wie Krankenhäusern und Zeitungen angeboten, z.B. in Marburg vom Deutschen Grünen Kreuz.[114]

Da Krebsexperten in Deutschland die Informationsangebote für Patienten für zu gering halten, soll ab Herbst 2014 eine deutschlandweite Informationsplattform an den Start gehen. „Bei der Krebsinformation für Patienten gibt es in Deutschland dringlichen Handlungsbedarf", betonte der Präsident der Deutschen Krebshilfe, FRITZ PLEITGEN, anlässlich der Eröffnung des 31. Deutschen Krebskongresses (DKK 2014) am 19.02.2014 in Berlin.[115]

Die existierenden Angebote, allen voran der Krebsinformationsdienst (KID) des deutschen Krebsinformationszentrums in Heidelberg, reichten nicht aus, den jährlich 480.000 neuen deutschen Krebspatienten Genüge zu tun. Gemeinsam mit der Deutschen Krebsgesellschaft (DKG) will die Krebshilfe einen neuen Informationsdienst aufbauen, der sich

[113] krebshilfe.de/wir-helfen/informations-und-beratungsdienst.html
[114] dgk.de/marburg-gegen-darmkrebs.html
[115] aerztezeitung.de/politik_gesellschaft/praevention/article/855527/dkk-2014-krebsinformation-soll-ausgebaut.html

verschiedener neuer und alter Medien bedienen soll. Als Zwischenschritt wird der KID die Recherchekapazitäten ab April 2014 auch Ärzten und medizinischem Fachpersonal zur Verfügung stellen.[116] Weiterhin sind für diese Berufsgruppen telefonisch (aus Deutschland 0800/4304050) und per E-Mail (kid.med@dkfz.de) Informationen zu aktuellen wissenschaftlichen Themen verfügbar.

4.4.3 Internet

Bei der Diagnose einer chronischen Krankheit, insbesondere einer Krebskrankheit und deren Verlauf – vor allem bei Progredienz –, fühlen sich Patienten und deren Angehörige (je nach Art ihrer Beziehung zu den Betroffenen) besonders hilflos, spüren Ängste und Bedrohungserlebnisse und suchen rational wie irrational nach hilfreichen Auswegen. Sie treten gehäuft die Flucht nach vorne an und greifen dabei nach jedem erdenklichen Strohhalm und nach aussichtsreich erscheinenden diagnostischen und therapeutischen Angeboten.[117]

In dieser Konstellation werden insbesondere von den jüngeren Angehörigen wie Kindern oder Enkelkindern, die mit der Welt des Internets aufgewachsen sind, den Patienten selbst, den behandelnden Ärzten oder sonstigen Behandlern einschlägige Computerausdrucke in die Hand gelegt, was dann die Grundlage für konstruktiven Dialog, für Beratungen bieten soll. Gefährlicher wirkt es sich aus, wenn aufgrund vielschichtiger Kommunikations- und Vertrauensbarrieren mit den behandelnden Fachleuten diese Unterlagen letzteren nicht zur Kenntnis gegeben werden und Krebspatienten und Angehörige sich auf eigene Faust um echte oder vermeintliche Hilfe im Internet bemühen.

Das Internet bietet fast unerschöpfliche, aber nicht selten unseriöse Informationen bis hin zur Scharlatanerie. Bevorzugt jüngere Patienten, aber auch sich hilflos erlebende jüngere Angehörige, bemühen sich auf diesem Weg um Informationen. Dies gilt sowohl für den ambulanten

---

[116] DKFZ. Pressemitteilung 25.4.2014 – In: Medical Tribune, 2/April 2014, S. 13.

[117] Dorfmüller, M.: *Die Einflüsse der Massenmedien*, a.a.O., S. 107-110.

wie den stationären Bereich. Angehörige können auch für Familienmitglieder das Internet nutzen, wenn letztere keinen Zugang zu diesem Medium haben oder nicht über die entsprechende Vorbildung verfügen.

Der Arzt kann bei entsprechender Konstellation Patienten oder Angehörigen auch seriöse Quellen im Internet zeitsparend benennen, damit diese sich als Ergänzung zum Arzt-Patienten-Gespräch informieren, Fragen notieren und sich sicherer fühlen. So kann mehr Zeit für die so wesentliche sprechende Medizin in Praxis und Klinik bleiben, aber auch bei Berücksichtigung des entsprechenden Patienten-Angehörigen-Bedürfnisses das Vertrauen zum Behandler gestärkt werden.

Das Internet bietet heute eine breite Palette von Angeboten zur Information über Krebs, zum Beispiel Darmkrebs, überwiegend über Homepages von Leistungsanbietern (Ärzte überwiegend kooperierend in Darmzentren[118], Krankenhäusern[119], Firmen der Pharmaindustrie[120]). Daneben gibt es Angebote der Selbsthilfegruppen[121], unabhängiger Beratungsdienste[122], von Beratungshotlines[123] und im Internet verfügbare Datenbanken mit patientengerechten Informationen.[124] Auch Ärzteverbände wie die Europäische Gesellschaft für Medizinische Onkologie (ESMO) bieten aktuelle Krebsinformationen für Patienten zu ihrer jeweiligen Krankheit, z.B. beim Darmkrebs[125], an.

Fast alle Printmedien haben darüber hinaus einen Online-Auftritt oder stellen ihre Informationen als PDF-Datei herunterladbar ins Netz.

---

[118] idzb.de/

[119] chi.charite.de/behandlung/krebserkrankungen/darmkrebs/; darmzentrum-bonn.de/Diagnose_Darmkrebs.htm

[120] darmkrebszentrale.de/serviceseite/hilfreiche-adressen-und-links. Hrsg. Roche

[121] ilco.de; dccv.de

[122] onkologie-aspekte.de

[123] krebsinformation.de

[124] Uptodate.com

[125] esmo.org/Patients/Patient-Guides/Colorectal-Cancer

Im Internet erfreuen sich neben digitalen Schriftmedien auch Video-Portale wie YouTube (Archivabfrage n=2.180) und andere[126] zunehmender Beliebtheit bei den Patienten auf ihrer Suche nach Informationen bezüglich Darmkrebs. Selbst modernste wissenschaftliche Informationen werden hier zeitnah, teilweise durch Laien und Betroffene, teilweise durch Fachexperten aus der Ärzteschaft, patientengerecht aufbereitet dargeboten.

Auf die Notwendigkeit des eigenständigen Seriositäts-Checks durch gesunden Menschenverstand oder Nachfrage bei ärztlichen Fachleuten bei Internet-basierten Informationen wird allerdings auch im Internet zu Recht ausdrücklich hingewiesen, z.B. vom Laien-Netzwerk Wikipedia[127]: „Beiträge können falsch sein und möglicherweise gesundheitsgefährdende Empfehlungen enthalten".

Soziale Medien wie „Facebook" (10 Gruppen mit ca. 200 Mitgliedern) haben, wahrscheinlich aufgrund des jungen Nutzeralters, das Thema noch nicht hinreichend für sich besetzt.

Andererseits sind Leistungsanbieter in sozialen Medien vernetzt (Archivabfragen für Stichwort „Darmkrebs": XING n=52, LinkedIn n=17, Twitter n=5).

Diskussionsforen wie sogenannte Chatrooms stellen demgegenüber eine häufige und wichtige Möglichkeit des Erfahrungsaustausches für bereits von der Krankheit Krebs Betroffene untereinander und mit Fachexperten[128] dar. Neben direktem Austausch im Chatroom finden diese Frage-Antwort-Gespräche auch via Telefon, im Fernsehen oder bei Telefonsprechstunden von Zeitungen statt und werden teilweise nachfolgend in Protokollform ins Internet hochgeladen.[129]

---

[126] YouTube.com; onkologie-aspekte.de

[127] wikipedia.org/wiki/Wikipedia:Hinweis_Gesundheitsthemen

[128] krebs-kompass.org; qualimedic.de/alle_sprechstunden.html

[129] bild.de/ratgeber/gesundheit/darmkrebs/live-sprechstunde-mit-krebs-experten-11566778.bild.html; extern1.mz-web.de/mz-mec/chatProtocol.do?action=show&topicId

4.4.4 Sonstige (Plakate/Anzeigen/Briefe/E-Mails/Leitlinien/Vorträge)

Plakate
Aktionen zur Früherkennung werden von verschiedenen Leistungsanbietern auch auf Plakatwänden außerhalb von Praxen und Kliniken, aber auch in deren Räumen durchgeführt, z.B. in Form der vom Bund der niedergelassenen Gastroenterologen organisierten „Ich geh dahin"-Plakataktion sowie jenen der Kassenärztlichen Bundesvereinigung oder der Felix-Burda-Stiftung.[130]

Anzeigen/Briefe/E-Mails
Die Versicherten werden heute von diversen Leistungserbringern mittels Anzeigen in Print- und Online-Medien, Briefen, z.B. im Rahmen der gesetzlich verankerten Darmkrebsfrüherkennung vereinzelter Krankenkassen, z.B. Betriebskrankenkassen[131], elektronischer Post (E-Mails) sowie Informationsblättern bzw. Flyern[132] zur Krebsfrüherkennung animiert.

Leitlinien/Vorträge
Vorträge von Experten für Betroffene und Angehörige zu diversen Aspekten des Themas Krebs, z.B. Darmkrebs, werden regelmäßig bei Informationstagen, etwa von Krebszentren, und im Rahmen von Tagen der offenen Tür[133] von Leistungsanbietern wie Krankenhäusern teils visualisiert mit Ausstellungen und begehbaren Darmmodellen[134] angeboten.

=246&1268385331132; http://www.ndr.de/fernsehen/sendungen/visite/chat/chatdarmkrebsvorsorge101.html

130 ich-geh-da-hin.de/tl_files/ichgehdahin/Layout/ich-geh-da-hin300px.jpg; kbv.de/darmkrebs.html; felix-burda-stiftung.de/flyer-plakate/index.php?

131 aerztezeitung.de/politik_gesellschaft/praevention/article/848743/darmkrebs-vorsorge-brief-maennern-ankommt.html

132 felix-burda-stiftung.de/flyer-plakate/index.php?

133 general-anzeiger-bonn.de/region/kreis-ahrweiler/remagen/Remagener-Klinik-oeffnet-ihre-Tueren-article1173050.html

134 begehbare-organe.de/darmmodell.html

Leitlinien als systematisch von Fachexperten entwickelte Feststellungen, um die Entscheidungen von Ärzten, Zahnärzten, Angehörigen anderer Gesundheitsberufe und Patienten über angemessene Gesundheitsversorgung für spezifische klinische Umstände zu unterstützen, werden von Patienten selten im Arzt-Patienten-Gespräch angesprochen, sind aber frei zugänglich.[135] Die Fachgesellschaft DGHO bietet ihre Leitlinien, z.B. bezüglich Darmkrebs (Kolonkarzinom), aber bisher nur für Ärzte[136], nicht aber – wie bei anderen Krebsentitäten – für Betroffene oder Angehörige in „Mein Onkopedia“ an.

5. Verfügbarkeit von Informationen für an Krebs erkrankte Patienten und deren Angehörige in anderen europäischen Ländern, den USA und Australien

5.1 Österreich

Krebsbehandlung in Österreich

Das österreichische Gesundheitssystem ist ein integraler Bestandteil des nach 1945 Zug um Zug ausgeweiteten Wohlfahrtsstaates konservativ-korporativer Prägung.[137] Obwohl die Expansion des Wohlfahrtsstaates vorbei ist, ist dieser ein zentraler Bestandteil politischer Legitimation geblieben und wird getragen von einem System des Interessenausgleichs und der Machtteilung zwischen großen politischen Lagern.[138]

Die damit einhergehende politische Kultur wurde mit Begriffen wie „Klientilismus“ und „Paternalismus“ beschrieben und drückt sich in ho-

[135] awmf.org/leitlinien/detail/ll/021-007OL.html

[136] dgho-onkopedia.de/de/onkopedia/leitlinien/kolonkarzinom

[137] Tálos, E.: *Vom Siegeszug zum Rückzug. Sozialstaat. Österreich 1945-2005.* – Innsbruck: Studien Verlag, 2005.

[138] Pelinka, A.: *Das politische System Österreichs.* – In: Ismayr, W.: *Die politischen Systeme Westeuropas.* – Wiesbaden: VS, 2009, S. 607-641.

hen Erwartungen und gleichzeitig Gefühlen der Abhängigkeit auf Seiten der Patienten aus.[139] Versuche des Rückbaus und der Einschränkungen treffen auf Seiten der Patienten auf hohe Sensibilität.

Das gilt insbesondere für die Gesundheitsversorgung. 99% der Patienten gehören der sozialen Krankenversicherung auf dem Niveau einer Volksversicherung an. Gleichzeitig liegt allerdings die private Kostenbeteiligung an Gesundheitsleistungen über dem europäischen Schnitt.[140] Österreichs Ressourceneinsatz ist im EU-15 Schnitt überdurchschnittlich, wie aber auch in Deutschland sind die gesundheitsbezogenen Leistungsergebnisse dagegen nur durchschnittlich (ebd.).

Die Steuerung des Gesundheitssystems in Österreich findet in einem Geflecht von Entscheidungskompetenzen, Regulierungsmechanismen und Aushandlungsprozessen zwischen Zentralstaat, Bundesländern, sozialen Krankenversicherungen und Leistungsanbietern statt.[141] Patientenperspektiven sind nur mittelbar repräsentiert, etwa durch allgemeine Wahlen, Wahlen von Interessenvertretungen sowie stellvertretend über Patientenanwaltschaften.

Die Verfügbarkeit und Zugänglichkeit der medizinischen Akutversorgung ist in Österreich im europäischen Vergleich überdurchschnittlich, vor allem im hochausgebauten Krankenhaussektor, der sowohl in seinen stationären als auch ambulanten Leistungen stark genutzt wird. Demgegenüber stagniert die Zahl der Ärzte in der für öffentlich Versicherte angebotenen Primärversorgung, da ambulant im fachärztlichen Bereich fast nur Privatärzte in Nebentätigkeit zur Kliniktätigkeit zu finden sind. Die Position des „Hausarztes" ist trotz überdurchschnittlicher

[139] GERLICH, P., PFEFFERLE, R.: *Tradition und Wandel*. – In: DACHS, H., et al.: *Politik in Österreich. Das Handbuch*. – Wien: Manz, 2006, S. 501-511.
[140] HABL, C., BACHNER, F.: *Das österreichische Gesundheitswesen im internationalen Vergleich*. – Wien: Österreichisches Bundesinstitut für Gesundheitswesen, 2010.
[141] HOFMARCHER, M., RACK, H.: *Health Systems in Transition: Austria* – Health System Review, European Observatory of Health Systems and Health Policy. – Wien: Medizinisch Wissenschaftliche Verlagsgesellschaft, 2006.

Anzahl von Arztbesuchen im internationalen Vergleich[142] in Hinblick auf Orientierungs-, Wegweiser- und Vermittlungsfunktion eher schwach, vor allem im städtischen Bereich.

Zwischen den verschiedenen Sektoren der Akutversorgung, aber auch an der Schnittstelle zwischen Gesundheitsversorgung und Sozialdiensten, bestehen erhebliche Koordinations- und Integrationsprobleme, unter denen vor allem chronisch Kranke mit komplexem Versorgungsbedarf, wie z.B. Krebskranke, leiden.[143]

Im Zugang zu den Angeboten haben Österreichs Patienten eine große Wahlfreiheit, vor allem auch im Zugang zu spezialisierten Leistungen. Das Angebot ist aber hinsichtlich seiner Leistungsfähigkeit und Qualität relativ intransparent, Patienten sind hier auf eigene Kompetenz und informelle Netzwerke angewiesen. Die Zahlungsfähigkeit und -bereitschaft der Patienten spielt eine Rolle, wenn es um die Erhöhung der Wahlmöglichkeiten, um die Verkürzung von Wartezeiten und um mehr Zeit und Aufmerksamkeit geht.[144] Trotz der aufgezeigten Widersprüche ist die dem System zugeschriebene Qualität hoch und liegt die Zufriedenheit der Bevölkerung mit dem österreichischen Gesundheitssystem, gerade auch im Bereich der Krebsbehandlung, europaweit im Spitzenfeld.[145] Dies unterstützt die vorherrschende Selbstbeschreibung der wesentlichen Leistungsanbieter, wonach Österreich eines der besten Versorgungssysteme der Welt habe.

---

[142] LEOPOLD, C., HABL, C., MORAK, S.: *Leistungsfähigkeit des österreichischen Gesundheitssystems im Vergleich*. – Wien: Gesundheit Österreich GmbH Geschäftsbereich ÖBIG, 2008.

[143] BILLINGS, J., LAICHSENRING, K.: *Integrating Health and Social Care Service for Older Persons. Evidence from Nine European Countries.* – Aldershot, Hampshire: Ashgate, 2005.

[144] FORSTER, R., NOWAK, P., BACHINGER, G.: *Patientenberatung und -information in Österreich*. – In: SCHAEFFER, D., et al.: *Lehrbuch Patientenberatung*, a.a.O., S. 265-277.

[145] ALBER, J., KOEHLER, U.: *Health and care in an enlarged Europe. European Foundation for the improvement of living and working conditions*. – Dublin 2004.

PATIENTENINFORMATION IN ÖSTERREICH

In Österreich existiert kein gesichertes Wissen über die Patientenberatung außerhalb des professionellen Krankenbehandlungssystems (insbesondere Krankenhäuser und niedergelassene Ärzte).

Es sollen daher vier ausgewählte Bereiche der Patientenberatung und -information untersucht werden: Patientenberatung in unabhängigen Beratungsstellen, die Patientenanwaltschaften, die Selbsthilfegruppen und ein zentralstaatliches Reformprojekt in Form der internetbasierten Patienteninformation.

PATIENTENBERATUNG IN UNABHÄNGIGEN BERATUNGSSTELLEN

In Österreich existiert eine Palette an punktuellen Beratungsangeboten für verschiedenste Krankheiten einschließlich Krebs. Die Anbieter und Träger sind öffentliche Einrichtungen, Sozialversicherungsträger, Wohlfahrtseinrichtungen sowie NGOs. Die Beratungsangebote sind vereinzelt und regional unterschiedlich vorhanden. Über Qualität, Nutzung und Wirkung einschließlich Evaluationen ist wenig bekannt. Es kann daher davon ausgegangen werden, dass die Angebote die vielfältigen und unterschiedlichen Erwartungen und Bedürfnisse der heterogenen Gruppe der Patienten nur zum Teil decken, insbesondere was sozial bedürftige, bildungsferne und fremdsprachige Patienten angeht.

Unabhängige Patientenberatung, deren Angebot und Qualität transparent sind, wird in Österreich also kaum angeboten. Dem gegenüber soll ein ansatzweise gut entwickelter Bereich, nämlich die Beratung in den aktuell sieben Frauengesundheitszentren, die seit 1966 in einem Netzwerk organisiert sind, erwähnt werden. Die meisten sind gemeinnützige Vereine, deren Angebote regional unterschiedlich sind. Neben Themen wie allgemeine Gesundheitsinformation, seelische Probleme, Verhütung und ungewollte Schwangerschaft werden auch onkologische Themen wie Krebskrankheiten und gynäkologische Eingriffe behandelt.[146]

[146] Fgz.co.at/Netzwerk-frauengesundheitszentren-oesterreich.89.0.html

Patientenanwaltschaften

Die Verbesserung der Rechtsstellung von Patienten ist in Österreich ein jahrzehntelang diskutiertes Thema, das durch die langjährige gemeinschaftliche Ermordung von Patienten durch vier Pflegepersonen im Wiener Krankenhaus Lainz 1989 eine besondere Brisanz bekam. Ab 1991 wurden die Patientenanwaltschaften zur Vertretung der Patienteninteressen in allen Bundesländern eingerichtet. Parallel dazu wurden die Patientenrechte durch die österreichische Patientencharta als eigene Rechtsmaterie ausgebaut und gefestigt. 2002 wurden in Österreich verschuldensunabhängige Entschädigungsmodelle für Patienten mit Medizinschäden eingerichtet. 2006 hat das Patientenverfügungsgesetz das Selbstbestimmungsrecht der Patienten massiv gestärkt.

Die Patientenanwaltschaften sind für einzelne Bundesländer zuständig, Teil der öffentlichen Gesundheitsverwaltung und ihnen ist gesetzlich abgesichert Weisungsfreiheit garantiert. Sie sind Einrichtungen zur Umsetzung der Patientenrechte, zur außergerichtlichen Streitbeilegung (Beschwerdemanagement) und zur gesetzlichen Interessenvertretung der Patienten. Die Hauptaufgabe liegt in der Beratung und außergerichtlichen Begleitung von Patienten, die vermuten, dass bei ihnen oder ihren Angehörigen medizinische Behandlungsfehler vorliegen.

Weitere Aufgaben der Patientenanwaltschaften sind unter anderem: Beratung und Erteilung von Patientenrechts-relevanten Auskünften, Beratung bei der Erstellung sowie die Beurkundung von Patientenverfügungen, Vertretung der Patienten vor den ärztlichen Schiedsstellen, Mitarbeit bei bzw. Verwaltung der Patienten-Entschädigungsfonds, Begutachtung von Anregungen zu Gesetzesbestimmungen und kollektive Vertretung von Patienteninteressen in diversen Gremien, die sich mit Patienten-relevanten Fragen beschäftigten, wie Ethikkommissionen, Landesgesundheitsplattformen, Qualitätssicherungskommissionen etc.

Demgegenüber beraten Patientenanwaltschaften Patienten nicht in Hinblick auf ihre konkrete Krankheitssituation oder zu Behandlungsmöglichkeiten/Therapieoptionen.

Nachdem anfangs die individuelle Beratung/Vertretung bei den Patientenanwaltschaften im Vordergrund stand, hat sich mittlerweile die Patientenanwaltschaft zu einer Institution der kollektiven Interessenvertretung weiter entwickelt, versteht sich als Sprachrohr für Patienten im Allgemeinen, als externer Feedback-Geber für Gesundheitseinrichtungen und als externer Beitrag zur Qualitätssicherung. Dieser Trend wird anhalten, solange die Patientenorganisationen wie Selbsthilfegruppen (s.u.) wenig gesundheitspolitische Unterstützung erhalten und nicht über die notwendigen Ressourcen verfügen, um die vielfältigen Aufgaben der kollektiven Patientenvertretung wahrnehmen zu können. Weitere Entwicklungspotentiale liegen in der Schaffung einer umfassenden Zuständigkeit aller Patientenanwaltschaften für das gesamte österreichische Gesundheitswesen und in einer Ausweitung der Patienten-Entschädigungsfonds auch für den ambulanten Bereich.

BERATUNG DURCH SELBSTHILFEGRUPPEN IN ÖSTERREICH

Auf internationaler Ebene sind eine Zunahme von Selbsthilfegruppen und ein Rollenwandel, der zu einer zunehmenden Ausdifferenzierung ihrer Funktionen führte, zu verzeichnen.[147] Der Aufbau von Erfahrungswissen und Laienexpertise erlaubt den Gruppen neben der klassischen Funktion in der wechselseitigen Unterstützung auch als Interessenvertretung und komplementärer Dienstleister für individuelle Beratung tätig zu werden. Diese Beratungsleistungen wurden in einzelnen Ländern auch Gegenstand von gesundheits- und sozialpolitischen Unterstützungsstrategien, aber auch zum Teil Inhalt kritischer Diskussionen zum Stichwort „Expert patient".[148] In Österreich ist das Feld der Selbsthilfegruppen demgegenüber vielgestaltig[149]: Sie konstituieren

---

[147] EPSTEIN, S.: *Patient groups and health movements*. – In: HACKETT, E.J., et al.: *Handbook of Science and Technology Studies*. – Cambridge, Massachusetts: MIT Press, 2008.

[148] GREENHALGH, T.: *Patient and public involvement in chronic illness: beyond the expert patient*. – British Medical Journal, 338(2009)b49.

[149] BRAUNEGGER-KALLINGER, G., FORSTER, R., NOWAK, P.: *Selbsthilfe in Österreich – Ergebnisse einer umfassenden empirischen Studie zur Situation der Selbsthilfe in Österreich*. – In: DAG SHG. Selbsthilfejahrbuch 2010. – Gießen: Deutsche Arbeitsgemeinschaft Selbsthilfegruppen e.V., 2010, S. 176-188.

sich zu den unterschiedlichsten Themen, kümmern sich um die Anliegen der unmittelbar Betroffenen und ihrer Angehörigen, sind auf örtlicher, Landes- oder Bundesebene aktiv, umfassen kleine, informelle Gruppen bis hin zu großen vielfach strukturierten Organisationen, sind zur Hälfte in den letzten 10 Jahren gegründet worden und zu einem Viertel älter als 20 Jahre. Im Wesentlichen stützen sie sich auf Freiwilligenarbeit, aber auch auf externe Unterstützungen der Bundesländer.

Fast die Hälfte der österreichischen Selbsthilfegruppen (45%) bieten zumindest mehrmals monatlich individuelle Beratungen für einzelne Betroffene an. Darüber hinaus unterstützt ca. ein Drittel der Gruppen Betroffene in akuten Krisen und ca. ein Zehntel bietet individuelle advokatorische Vertretung. Eine aktuelle Analyse dieser beratenden Gruppen zeigte[150], dass sie überwiegend Schwerpunkte zum Wissensaufbau in der Gruppe und zur Wissensverbreitung bei Fachpersonen und der Öffentlichkeit setzen. Dabei greifen sie im Vergleich zu eher innen-orientierten Selbsthilfegruppen auf stärker formalisierte Organisationsstrukturen (Rechtsstatus, schriftliche Kommunikation, formale Entscheidungsstrukturen) zurück.

Auffallend ist die große Nähe der beratenden Selbsthilfegruppen zum professionellen Gesundheitswesen: Ärzte sind Mitglieder und haben einen großen Einfluss auf Entscheidungen der Gruppe; die Unterstützung der Gesundheitsberufe und -einrichtungen ist diesen Gruppen besonders wichtig. Die gegenseitige Durchdringung von Selbsthilfegruppen und professionellem Sektor zeigt beratende Selbsthilfegruppen als Grenzgänger (boundary-movement)[151], die versuchen, persönliches Erfahrungswissen mit medizinischem Expertenwissen zu verbinden und

---

150 FORSTER, R.: *Funktionen gesundheitsbezogener Selbstorganisation – eine Analyse am Beispiel einer österreichischen Untersuchung.* – SWS-Rundschau 49(2009)4, 468-490.

151 BROWN, P., ZAVESTOSKI, S., MCCORMICK, S.: *Embodied health movements: new approaches to social movements in health.* – In: Sociology of health & illness 26(2004)1,50-80.

anzubieten. Die selbst als hoch eingeschätzte Wirksamkeit dieser Gruppen in der Verbesserung des Wissens der Betroffenen über die Erkrankungen und ihre Behandlungsoptionen spricht dafür, dass dies auch zum Nutzen der Beratenen geschieht.

Experten aus dem Gesundheitswesen und die Politik zeigen ein großes Interesse, dass Selbsthilfegruppen als komplementäre Beratungsinstitutionen gestärkt und professionalisiert werden. Allerdings warnen einige Stimmen davor, dass damit die selbstbestimmte Autonomie der Selbsthilfegruppen in Frage gestellt werden könnte.

Auch wenn Selbsthilfegruppen in Österreich zu einem wesentlichen Anbieter von Patientenberatung geworden sind, scheinen die Voraussetzungen für eine systematische Integration in das Versorgungssystem nur ansatzweise gegeben, z.B. in Form selbsthilfefreundlicher Krankenhäuser. Fragen und Widersprüche bleiben bestehen[152]: Abgrenzung zum professionellen Beratungssektor, Qualität der Information und Beratung, Autonomie gegenüber eigenen Interessen, Überforderung, Nachwuchsprobleme, innere Spannungen durch unterschiedliche Rollen.

PATIENTENINFORMATION DURCH ÖFFENTLICHE GESUNDHEITSPORTALE IN ÖSTERREICH

Auch in Österreich ist eine Vielzahl von Gesundheitsseiten online. Neben kommerziellen Websites von Leistungsanbietern bieten insbesondere die Websites des Gesundheitsministeriums, des Sozialministeriums, der Bundesländer, der Sozialversicherungen und der Patientenanwaltschaften gesundheitsbezogene Informationen an.

Seit Januar 2010 ist das öffentliche Gesundheitsportal gesundheit.gv.at im Auftrag des Gesundheitsministeriums online. Es ist in enger Koope-

---

[152] NOWAK, P.: *Wohin geht die Selbsthilfe in der Gesundheitsgesellschaft?* – In: MEGGENEDER, O.: *Selbsthilfe im Wandel der Zeit. Neue Herausforderungen für die Selbsthilfe im Gesundheitswesen*. – Frankfurt: Mabuse, 2011, S. 41-66.

ration mit wichtigen Partnerinnen und Partnern wie der Sozialversicherung, den Kammern und Patientenvertretern in einem mehrstufigen Prüfungsverfahren entstanden und frei von Sponsoring. Es soll den Nutzern helfen, rascher an qualitätsgeprüfte, unabhängige und service-orientierte Information zu kommen. Es bündelt viele bereits vorhandene Angebote in Österreich und versteht sich nicht als Alternative zum Arztbesuch. Die Themen im Krebsbereich sind vielfältig (Vorsorge, Diagnose, Behandlung und Nachsorge von Krankheiten sowie Kostenübernahme, Selbstbehalte, Bewilligungen und Suchfunktionen: Ärzte, Krankenhäuser, Apotheken, Rehabilitationszentren). Das österreichische Gesundheitsportal ist Teil des „ELGA-Projektes“ (elektronische Gesundheitsakte). In seiner endgültigen Ausbauphase sollen alle Österreicher Zugang zu ihrer persönlichen Gesundheitsakte haben.[153]

5.2 Schweden

Patienteninformation und -beratung im Sinne der Gesundheitsaufklärung hat eine sehr lange Tradition in Schweden. Seit Anfang des 20. Jahrhunderts haben Ärzte, Pflegekräfte, Hebammen, Mütterberatungsstellen und andere Vereinigungen, wie Antialkoholiker- oder Antitabakorganisationen, Aufklärung und Beratung angeboten.[154]

Institutionelle Patienteninformation

Ab 1940 betrieb auch das Gesundheitsamt bzw. das heutige Zentralamt für Gesundheits- und Sozialfragen Gesundheitsaufklärung und -beratung in Form von Faltblättern und Plakaten über Themen wie Impfschutz (Geschlechtskrankheiten, Tbc) und Gesundheitsvorsorge für Mütter. 1973 wurde das Gesundheitsamt geschaffen und die Gesundheitsaufklärung institutionalisiert. Ende der 1980er-Jahre wurde das Gesundheitsamt dem Zentralamt für Gesundheits- und Sozialwesen zugeordnet und dann als „Büro für Gesundheitsaufklärung“ bezeichnet. Neben Ernährungskampagnen wurden in den 1980er Jahren nationale

---

[153] Elga.gv.at

[154] Hensjö, L.O., Wallin, B., Hauffmann, S.: *Patientenberatung in Schweden.* – In: Schaeffer, D., et al.: *Lehrbuch der Patientenberatung*, a.a.O., S. 303-312.

HIV-/AIDS-Aufklärungskampagnen durchgeführt. Das 1992 gegründete Institut für Volksgesundheit wurde 2001 in „Staatliches Institut für Volksgesundheit" umbenannt und konzentriert sich speziell auf Gesundheitsförderung und Prävention.

Änderung der Patientenrollen und -forderungen an Information und Beratung (Shared decision making)

Noch vor ca. 50 Jahren suchten Patienten Ärzte im Krankheitsfall auf und hielten es für selbstverständlich, dass die ärztlichen Empfehlungen richtig und somit auch zu befolgen waren. In den zurückliegenden Jahren sind die Patienten zunehmend anspruchsvoller geworden und holen sich nicht mehr nur von Ärzten, sondern auch von anderen Gesundheitsberufen Rat und Informationen zu gesundheits- oder krankheitsbezogenen Themen ein. Mittlerweile können sich Ratsuchende zum Beispiel auch an Pflegekräfte, Ökotrophologen, Pharmazeuten, Ergotherapeuten oder Physiotherapeuten wenden, die entsprechende Beratungsangebote vorhalten. Der angedeutete Paradigmenwechsel verlangt auch von Ärzten neue Verhaltensweisen im Umgang mit den Patienten. Eine autoritäre Haltung, in der sich Ärzte als zentrale Experten verstehen, ist aus Patientensicht nicht länger hinnehmbar. Sie ist durch eine konsultative Haltung zu ersetzen, in deren Folge die Ärzte als Ratgeber fungieren, die den Patienten Hilfestellungen zur Entscheidungsfindung liefern, und die Patienten ihre eigenen Entscheidungen treffen, entsprechend den Grundsätzen des oben dargestellten Prinzips des shared decision makings.

Struktur und Organisation der Patientenberatung in Schweden

Diese veränderte Anspruchshaltung führt zum einen zum Trend zu mehr Eigenverantwortung im Behandlungs- und Versorgungsverlauf, zum anderen aber auch zu Segregation, d.h. die gesundheitsbezogenen Kenntnisse und Handlungsmöglichkeiten der Gruppe der gut informierten Patienten unterscheiden sich immer stärker von jenen schlecht informierter Patienten, z.B. bei Sprachbarrieren infolge Migration. Demgegenüber postuliert die schwedische Politik in einer Regierungsvorlage aus 2002,

> […] dass die Gesundheitsinformation sowohl inhaltlich als auch vom äußeren Erscheinungsbild her an die verschiedenen Bedürfnisse der Mitbürger angepasst und für alle verfügbar sein sollte. Es ist besonders wichtig, dass Gesundheitsinformation auch sozial schwache Gruppen erreicht, vor allem Menschen mit niedrigem Bildungsstand und niedrigem Einkommen.

In demselben Regierungsbericht wird eine klare Verantwortungsverteilung zwischen den staatlichen Institutionen für Patientenberatung und -information festgehalten. Konkret ist diese daher nun wie folgt aufgeteilt:

Die Grundverantwortung für die Patienteninformation liegt bei den Leistungserbringen der Gesundheitsberufe. Gemäß Gesundheits- und Krankenpflegegesetz sollen sie individuell angepasst über die Diagnose und die Behandlungsmöglichkeiten informieren. Dies schließt verschiedene Formen der Beratung ein. Beispielsweise wurden in vielen Krankenhäusern in den letzten 15 Jahren Patienteninformationszentren in der Bibliothek oder in der Nähe des Haupteinganges untergebracht. In diesen Informationszentren sind Bibliothekare oder Pflegekräfte dafür verantwortlich, Patienten bei der Suche nach Informationsmaterialien zu helfen.

Daneben sind öffentliche Einrichtungen wie der schwedische Provinziallandtagsverband für die Durchführung der Patientenberatung verantwortlich. Auch die Apotheken haben einen direkt vom Staat erteilten Auftrag, Patienten und Arzneimittelkonsumenten zu beraten und zu informieren, um auf diese Weise einen zweckmäßigen Medikamentenkonsum zu gewährleisten. Weiterhin existieren in Schweden sehr aktive Patientenvereinigungen, die sogenannten Reichsverbände, zum Beispiel der Behinderten.

Des Weiteren ist eine Vielzahl von staatlichen Einrichtungen für die Patientenberatung zuständig, so unter anderem das Zentralamt für Gesundheits- und Sozialwesen, das Institut für Volksgesundheit, das Amt für Arzneimittelwesen, das Schwedische Institut für Seuchenschutz, das Schwedische Institut für Strahlenschutz und das Institut für Psychosoziale Medizin.

Einen wenngleich nicht verpflichtenden Auftrag zur Aufklärung und Information von Patienten haben überdies die Betreiber von Printmedien und von Radio- und Fernsehprogrammen. Weiterhin sind die Medizinproduktehersteller wie die Arzneimittelproduzenten zu nennen, die allerdings in der Regel selektiv und interessengeleitet sind.

FORMEN DER PATIENTENBERATUNG IN SCHWEDEN

In Schweden gibt es fünf gängige Formen der Patienteninformation und -beratung: Dies sind die face-to-face-Beratung, die virtuelle Beratung, die telefonische Beratung, die Information durch Printmedien sowie die Information durch den Einsatz von Radio und Fernsehen.

Die *face-to-face-Beratung* findet von Angesicht zu Angesicht zwischen den Angehörigen der Gesundheitsberufe (Ärzte, Pflegekräfte, Pharmazeuten) und den Patienten statt. Diese Form der Beratung bietet eine Vielzahl von Vorteilen und wird daher auch bei der künftigen Ausgestaltung der individualisierten Patientenberatung und Nutzerinformation von großer Bedeutung sein. Nachteil ist aber, dass insbesondere in der Interaktion mit Ärzten oft Zeitknappheit besteht, so dass kein intensiver Dialog stattfinden kann. Die Patienten in Schweden klagen darüber, dass sie erhaltene Informationen und Ratschläge nicht verstehen und ihnen nicht ausreichend Zeit gegeben wird, ihr Anliegen ausführlich zu schildern und im Beratungsgespräch aufkommende Fragen adäquat darzulegen.

Virtuelle Beratung: In Ergänzung zur face-to-face-Beratung sind daher in Schweden in den vergangenen Jahren durch Patientenvereinigungen, öffentliche Einrichtungen und kommerzielle Institutionen Websites mit gesundheitsbezogenen Themen eingerichtet worden. Das umfassendste Projekt in diesem Zusammenhang stellt das 1999 gegründete Projekt „infomedica.se" als gemeinsame Initiative aller schwedischen Provinzlandtage und Apotheken dar. Die Seite wendet sich an die allgemeine Bevölkerung, ist aber auch für Gesundheitsberufe von Nutzen. Außer Texten, Tabellen und Abbildungen beinhaltet sie animierte Filme für Kinder sowie über 2000 Fragen und Antworten. Darüber hinaus können die Nutzer Fragen an Fachärzte stellen, die innerhalb von sieben Tagen beantwortet werden. Die Website beinhaltet ca. 800 fachlich und journalistisch aufbereitete Artikel, die heruntergeladen und gedruckt werden können.

Weitere öffentliche Anbieter von Gesundheitsinformation im Internet stellen die Apotheken, das staatliche Institut für Volksgesundheit und die schwedische Giftinformationszentrale dar. Neben diesen öffentlichen Websites besteht in Schweden eine Vielzahl kommerzieller Gesundheitswebsites wie „Kroppsjournalen". Die Information ist jedoch in der Regel recht allgemein gehalten und beinhaltet nur sehr selten spezifische Behandlungsratschläge.

Die Schwachstelle der Gesundheitswebsites in Schweden ist in der Zugänglichkeit der potentiellen Nutzer zum Internet zu sehen. Zwar gehört Schweden zu den führen IT-Nationen der Welt und es hat ein großer Teil der Bevölkerung am Arbeitsplatz Zugang zum Internet, doch nutzen bisher vor allem jüngere Personen mit höherem Bildungsstand das Internet, um Gesundheitsinformationen einzuholen. Im Jahr 2004 suchten 16% der schwedischen Bevölkerung Gesundheitsinformationen im Internet. Diese Zahl zeigt, dass sowohl die generelle Erreichbarkeit als auch die Erreichbarkeit spezieller Zielgruppen (ältere Personen, Personen mit niedrigem Bildungsgrad) bei der virtuellen Patientenberatung und Nutzerinformation noch zu optimieren sind.

Telefonische Beratung: Im Jahr 2004 haben 38% der schwedischen Haushalte mindestens einmal im Jahr eine telefonische Patientenberatung in Anspruch genommen. Der schwedische Provinziallandtagsverband hat in einem Modellprojekt die Selbsthilfeberatung per Telefon via Callcenter landesweit implementiert. Unter der Nummer 1177 ist es möglich, in ganz Schweden rund um die Uhr Beratung und Unterstützung zu erhalten. Die Durchführung der Beratung obliegt eingehend geschulten Pflegekräften. Auch bei einer Arzneimittelauskunft können sich Patienten telefonisch informieren. In der Krebsmedizin gibt es seit geraumer Zeit verschiedene telefonische Krebsinformationsdienste (z.B. Cancerfonden).

Information durch Printmedien: Schriftliche, gedruckte Gesundheitsinformationen gibt es in Schweden in großer Zahl, unter anderem bei den Leistungserbringern (Krankenhäuser, Arztpraxen, Apotheken). Auch Migranten können in der Apotheke eine Dolmetscherhilfe und mehrsprachiges Informationsmaterial erhalten. Sehr beliebt ist die Apothekerzeitung „Apoteket“. Auch über die Tages- und Abendpresse mit wöchentlichen Gesundheitsbeilagen sowie über Spezialzeitschriften werden Gesundheitsinformationen verbreitet. Trotz des begrüßenswerten Angebotes ist es für den Laien oft schwierig, Qualität, Korrektheit und Sachlichkeit der Information in Printmedien zu beurteilen und qualitativ hochwertige Informationsmaterialen von interessegeleiteten Broschüren zu unterscheiden.

Radio und Fernsehen: Behörden und Landtage nutzen Radio und Fernsehen eher selten zur Patienteninformation. Einige öffentlich-rechtliche Sender strahlen Fernsehsendungen mit Gesundheitsthemen und Fragerunden („Fragen Sie den Arzt“) aus. Ein Fernsehprogramm („Das schwarze Brett“) stellt kostenlos Sendezeit für Beiträge zum Thema Krankheiten zur Verfügung. Ebenso ist es möglich, bei Privatsendern wie TV4 Werbezeit für große Kampagnen zu kaufen. Über die Nutzung von massenmedial vermittelten gesundheitsbezogenen Informationen im Digitalfernsehen ist trotz des enormen Potentials noch wenig bekannt.

5.3 Großbritannien

Patienteninformation in Großbritannien

Im Zuge der Reform des Nationalen Gesundheitsdienstes (NHS) hat die britische Regierung im Jahr 2002 gemäß einer Untersuchung von Derek Wanless, dem ehemaligen Direktor der National Westminister Bank, festgestellt, dass Informations- und Kommunikationstechnologien ein enormes Potential enthalten, das zur Verbesserung von Quantität und Qualität der Gesundheitsversorgung genutzt werden kann.[155] Als besonders wichtig wird der Umstand angesehen, dass in die Selbstversorgung (self care) investiert wird. Ein Gesundheitswesen des 21. Jahrhunderts könne die Selbstversorgung der Patienten dadurch intensivieren, dass ihre Eigenverantwortung, Autonomie und ihr Kenntnisstand erhöht werden. Um dies zu erreichen, ist es laut Wanless unverzichtbar, geeignete Patienteninformationsdienste zu entwickeln, gesundheitsbezogene Fachkenntnisse laienverständlich zu vermitteln und moderne Informationstechnologien einzusetzen. Wanless geht davon aus, dass bis 2020 aufgrund gestärkter Selbstversorgungskompetenzen die Zahl der Besuche bei Allgemeinärzten um 40% und die Zahl der Krankenhausaufenthalte um 17% gesenkt werden können, und zwar sowohl bei alltäglichen Gesundheitsproblemen als auch bei chronischen Krankheiten wie Krebs. Mit jedem britischen Pfund, das in die Förderung der Selbstversorgungskompetenz investiert werde, könnten laut Wanless rund 1,5 britische Pfund bei den Ausgaben für die Gesundheitsversorgung eingespart werden.

Patienteninformation als Gegenstand der britischen Politik

Der Wanless-Bericht hebt hervor, dass sich die Politik besonders darauf fokussieren muss, die Patienten besser über medizinische Dienstleistungen zu informieren und ihnen den Zugang zur Gesundheitsversorgung zu erleichtern. Im Juni 2002 gab darauf das britische Gesundheitsministerium seine informationstechnologische Strategie für das 21.

---

[155] Gann, B.: *NHS Direct. Patientenberatung und -information in Großbritannien.* – In: Schaeffer, D., et al.: *Lehrbuch Patientenberatung*, a.a.O., S. 257-264.

Jahrhundert bekannt. Neben der elektronischen Verwaltung der wichtigsten Vorgänge (Patientenakten, Behandlungstermine, Verschreibungen) zielt sie aber auch darauf ab, die Informationstechnologie zur Befriedigung der patientenseitigen Informationsbedürfnisse nutzbar zu machen. So ist vorgesehen, öffentlich zugängliche Gesundheitsinformationen über mehrere mediale Kanäle zu verbreiten und mit elektronischen Transaktionen zu verknüpfen. Die Patienten können laut dem Department of Health im Jahr 2002 davon ausgehen[156], dass ihnen aktuelle Informationen über ihre Systeme elektronisch per Internet oder Digitalfernsehen zur Verfügung gestellt werden, dass sie sich an ein Callcenter wenden können, um von dort Beratung zu erhalten, und dass sie online Behandlungstermine vereinbaren können.

DAS INFORMATIONSANGEBOT VON NHS DIRECT

„NHS Direct" wurde 1998 als neues Dienstleistungsangebot etabliert, um Patienten den Zugang zu gesundheitsbezogenen Informations- und Beratungsangeboten und -diensten zu ermöglichen. Ziel des „NHS Direct" ist es, dass die Nutzer besser informiert sind, wenn sie aus den vielen verfügbaren Optionen der Gesundheitsversorgung eine Wahl treffen müssen. Von den Anrufen betreffen 25% ein chronisches Leiden wie Krebs und 75% aktuelle Symptome.

Heute beschäftigt „NHS Direct" 4000 Mitarbeiter und ist zum weltgrößten Anbieter von Gesundheitsinformationen geworden.[157] Der Dienst bietet rund um die Uhr Beratung und Information, hilft mit Anweisungen zur Selbstversorgung oder mit Überweisung an geeignete Einrichtungen der Gesundheitsversorgung. Der von Pflegekräften geleistete und geleitete Dienst ist mit zahlreichen Callcentern in England und Wales verbreitet und wurde in Schottland als „NHS24" eingerichtet.

---

[156] DEPARTMENT OF HEALTH: *Delivering 21st century IT support for the NHS*. – London: Department of Health, 2002.

[157] JENKINS, P., GANN, B.: *NHS Direct as a multi-channel information service*. – British Journal of Health Care computing 19, Nr. 40, 20-21.

„NHS Direct“ wickelt rund 5 Millionen Anrufe pro Jahr ab, Nutzer können eine einheitliche Nummer wählen (08454647). Seit 2001 verwenden alle NHS Direct-Callcenter ein einheitliches NHS Clinical Assessment System. Mithilfe der Technologie ist es dem NHS Direct möglich, Anrufe an alle Standorte weiterzuleiten, um Anforderung und Kapazitäten aufeinander abzustimmen, Probleme und Schwierigkeiten einer Versorgungseinrichtung oder eines Computersystems in einem Callcenter aufzufangen, Personal in den Regionen zu rekrutieren, in denen dies besonders leicht ist und einzelne Callcenter für Trainingsmaßnahmen oder im Rahmen der Personalentwicklung oder Systempflege zu nutzen.

1999 wurde weiterhin die Website für das NHS Direct entwickelt (nhsdirect.nhs.uk) und ist inzwischen zur führenden Gesundheitswebsite in Europa geworden. „NHS direct online“ deckt mit seiner Website folgende Bereiche ab: Anleitung zur Selbsthilfe bei allgemeinen Symptomen, Wegweiser zur bestmöglichen Behandlung im Fall von medizinischen Eingriffen und Verfahren, Nachschlagewerke, Verzeichnis der NHS-Einrichtungen und aktuelle Themen.[158] Neben 5000 Zugriffen werden jährlich auch 50.000 Anfragen von Bibliothekaren und Wissenschaftlern beantwortet. Im Modellprojekt „Healthspace“ kann eine individuelle Krankenakte für den Nutzer und seine Behandler sowie Betreuer angelegt werden. Seit 2001 wurden Modellprojekte zur Vereinbarung von Behandlungsterminen via „NHS Direct Online“ durchgeführt.

Im Anschluss wurde 2003 damit begonnen, landesweit einen Informationsdienst mittels „NHS Direct Online“ über alle digitalen TV-Plattformen (Satellit, Kabel, Antenne) zu entwickeln und aufzubauen. Bis 2005 wurde dieser Informationsdienst auf allen TV-Plattformen eingeführt. Er informiert über Krankheiten, Behandlungsmöglichkeiten, Medikamente, lokale Einrichtungen des NHS, Gesundheit auf Reisen etc.

[158] JENKINS, P., GANN, B.: *NHS Direct Online in 2003*. – British Journal of Healthcare Computing & Information Management 20, Nr. 6, 25-27.

„NHS Direct Self Help Guide“: Auch in einer digitalisierten Welt ziehen viele Menschen Printmedien als Informationsquelle vor, weil sie besser damit umgehen können und dies bequemer finden. Neben einer kostenpflichtigen Erstausgabe über Apotheken erfolgten kostenlose Ausgaben und Beilagen zum Telefonbuch der Firma Thomson Directories, so dass 18 Millionen britische Haushalte erreicht wurden. Der Führer behandelt die 25 häufigsten Gesundheitsprobleme bei Erwachsenen und Kindern und führt schrittweise zur bestmöglichen Verhaltensweise. Über die genannten Dienste hinaus hat der „NHS Direct Multi-Channel-Service“ noch Informationskioske, die über Berührungsbildschirme zu bedienen sind, an öffentlichen Plätzen aufgestellt.

Auswertungen der Formate des „NHS Direct“ zeigen, dass junge Menschen und Männer die Website von „NHS Direct“ bevorzugen, während sozioökonomisch benachteiligte und ältere Menschen die Plattform des Digitalfernsehens bevorzugen. Die Qualitätsüberprüfung des „NHS Direct“ durch unabhängige Gutachter der Commission for Health Improvement (CHI) zeigte, dass „NHS Direct“ eine dynamische und in die Zukunft blickende Organisation ist, die in relativ kurzer Zeit viel erreicht hat.

5.4 USA

PATIENTENINFORMATION UND -BERATUNG IN DEN USA

Multimodale, interaktive Technologien haben Gesundheitskommunikation und Patientenberatung in den USA in den vergangenen zehn Jahren grundlegend verändert.[159] 80% aller amerikanischen Internetnutzer, 59% aller Erwachsenen, suchen heute im Internet nach Gesundheitsinformationen. Dabei ist die Suche nach Gesundheitsberatung nach E-

[159] SCHLETTE, S.: *Patientenberatung in den USA: Das Internet ist besser als der Arztbesuch.* – In: SCHAEFFER, D., et al.: *Lehrbuch Patientenberatung*, a.a.O., S. 291-300.

Mailing und Nutzung von Suchmaschinen wie Google der dritthäufigste Grund, ins Internet zu gehen.[160] Die Liste der Suchbegriffe ist lang und aktualitätsbedingt wechselhaft (z.B. nach Medienmeldungen über Vergiftungen, spektakulären Rückrufaktionen von Medikamenten). Am schnellsten steigt das Interesse an Fitness und Bewegung. Andere Themen, die an Aufmerksamkeit zulegen, sind bestimmte Krankheiten, Behandlungsmethoden und -eingriffe, verschreibungspflichtige und freiverkäufliche Medikamente wie Lifestyle-Drogen, alternative Behandlungsformen, psychische Gesundheitsprobleme und Arzneimittel oder Behandlungsverfahren in der Erprobung im Rahmen von Studien.

Allerdings ist die Nutzung von Gesundheitsinformationen via Internet bekanntermaßen ungleich verteilt und folgt, zumindest derzeit noch, Bildungs-, Alters- und Einkommensunterschieden. Benachteiligte Bevölkerungsgruppen haben es besonders schwer: Die „digitale“ Kluft erschwert zum Beispiel den Zugang zu neuesten Erkenntnissen über Arzneimittelnebenwirkungen und -interaktionen. Vor allem pflegende Angehörige, Frauen, Weiße sowie jüngere Erwachsene mit Hochschulabschluss nutzen das Medium Internet zu Gesundheitsinformationszwecken. Am wenigsten suchen Afroamerikaner, Latinos, Behinderte, ältere Menschen über 65 Jahre oder Erwachsene mit niedrigem Bildungsniveau und/oder mit Jahreseinkommen unterhalb von 30.000 US-Dollar im Internet nach hilfreichen Gesundheitsinformationen.[161] Allerdings zeigen Trenduntersuchungen, dass die Ausbreitung internetfähiger mobiler Geräte wie Smartphones oder Tablet-Computer das herkömmliche Muster von Informationsbeschaffung und kognitivem Verhalten in absehbarer Zeit verändern und dadurch eine Nivellierung klassischer sozialer Unterschiede auch bezüglich der Patienteninformation bewirken

---

[160] CALIFORNIA HEALTH CARE FOUNDATION: *The Social Life of Health Information, chronic disease and the Internet*: Chef.org/publications/2009/06/the-social-life-of-health-information

[161] PEW RESEARCH CENTER INTERNET & AMERICAN LIFE PROJECT AND CALIFORNIA HEALTHCARE FOUNDATION: *The Social Life of Health Information, Chronic Disease and the Internet*: Chef.org/publications/2009/06/the-social-life-of-health-information /#ixzzlHMFkLfj8

werden. Denn Online-Informationen sind unabhängig vom Bildungsgrad, Alter und Einkommen zugänglich, einfach zu nutzen, kostenfrei, stets erreichbar und häufig einfacher zu erreichen oder zu verstehen als der Arzt und werden gerade deshalb in den USA auch für die Gesundheitsinformation genutzt. Allerdings suchen Internetnutzer häufig (66%) nach akuten, krankheitsspezifischen Problemen wie Gürtelrose, Gallenblase, Gicht, Hämorrhoiden und erstaunlicherweise Lupus erythematodes. Erst danach kommen Anfragen zu chronischen Erkrankungen wie Diabetes, Hochdruck oder Krebs.[162] Das Internet ist in den USA als Quelle für Gesundheits- und Behandlungsinformationen mittlerweile gleichauf mit dem Arzt und Familienmitgliedern und damit eine der drei meistgenutzten Anlaufstellen für Gesundheitsinformationen. Während im Jahr 2000 nur 25% der Personen mit Internetzugang dort nach Gesundheitsinformationen suchten, sind es heute 61%. Hinzu kommen diejenigen, die drahtlose Verbindungen wie Smartphones benutzen (mehr als 85% aller US-Bürger über 18 Jahre).

Besonders häufig werden neben Gesundheitsinformationen im engeren Sinne auch Bewertungen über Leistungsanbieter wie Ärzte und Krankenhäuser in Nachrichtenforen, auf Websites und in Blogs abgefragt.

Demgegenüber stellen krankheitsbetroffene Laien, gerade solche mit chronischen Krankheiten, mit 20% eher selten selbst Informationen über Krankheiten in das Internet ein, obwohl sie doch erwartungsgemäß am meisten davon profitieren könnten. Ob die persönliche Arztberatung bei Lebensbedrohung, Scham oder die Alters-/Sozialgruppe hierfür verantwortlich sind, ist noch nicht hinreichend untersucht. Allerdings nutzen chronisch Kranke (81%) Online-Informationen und Peer-to-Peer-Austauschangebote häufiger als gesunde Erwachsene (61%).

Probleme bei der Internet-Patienteninformation stellen die Verständlichkeit der Informationen und Sprachprobleme gerade in den USA dar.

---

[162] healthwise.org/insights/Information-therapy.aspx

Dabei werden grafische Veranschaulichungen zur Verständlichmachung von Informationen und ausgebildete Gesundheitsdolmetscher zur Lösung dieser Probleme eingesetzt.[163]

REVOLUTION DER KOMMUNIKATION

Nach SUSANNAH FOX hat die „Revolution der Kommunikation“[164] längst stattgefunden. Neben ökonomischen und verhaltenspsychologischen Erklärungen erscheint die Anwendung des noch relativ neuen Ansatzes der „social semiotics“, welcher Sprache, Kultur, Formate, Sender und Empfänger von Informationen quasi als Synopse betrachtet, auf das Phänomen der IT-gestützten Patienteninformation besonders plausibel.[165]

Stichworte sind Erreichbarkeit, Multimodalität, Interaktivität. Erst das Internet macht es möglich, Fachinformationen und Coachingprogramme individuell angepasst aufzubereiten. Weder Gesundheitsaufklärungsprogramme noch Arzt-Patienten-Gespräche, ob traditionell paternalistisch oder auf partizipativen Ansätzen wie shared-decision-making basierend, konnten ähnlich durchgreifende Erfolge verbuchen wie die neuen Medien mit ihrer Durchdringung, Nutzung und Akzeptanz. Dabei hat der hybride Ansatz von online-basierten und jederzeit zugänglichen Informationen eine Revolution der Kommunikation in der Patientenberatung ausgelöst, neu ist vor allem die Zusammenführung von Informationen und Durchdringung privater Lebenswelten, zu Hause wie unterwegs, mit permanentem Zugriff zu Informationen. Man geht davon aus, dass die neuen Informationstechnologien enorme Verbesserungen in der Gesundheitsversorgung ermöglichen, sowohl was den Zugang von Patienten und Versorgern zu Gesundheitsinformationen angeht als auch hinsichtlich verbesserter Behandlungsqualität, Ver-

---

163 hcin.org/home/hcinhome/tabid/154/default.aspx

164 FOX, S.: *The Power of mobile. 80 % of internet users look for health information online*: Pewinternet.org/~/Commentary/2010/september/The-power-of-mobile.aspx

165 NEUHAUSER, L., KREPS, G.L.: *Ehealth Communication and Behaviour Change: Promise and Performance*. – Social Semiotics 20(2010),1:9-27

ringerung von Behandlungsfehlern, Koordinierung von Versorgung sowie Coaching für Compliance und gesunden Lebensstil. Gleichermaßen geht allerdings mit den neuen vielversprechenden Anwendungen von Gesundheitsinformationen große Verantwortung einher. Es gilt umso mehr, kompatible, benutzerfreundliche, ansprechende und gut zugängliche bzw. barrierefreie Systeme zu entwickeln und zu erhalten, die geeignet sind, die richtigen Informationen für medizinische Versorgung und Gesundheitsförderung für verschiedenste Zielgruppen passgenau zu vermitteln. Gleichzeitig sollten diese Systeme höchsten Ansprüchen des Datenschutzes genügen.

BEISPIEL: KAISER PERMANENTE HEALTH CONNECT

„Kaiser Permanente" ist ein Non-Profit-Unternehmen in Nordkalifornien zur Patientenberatung quer durch alle Versorgungsbereiche (Prävention, Behandlung, Selbstmanagement, Patientenschulung) und versorgt ca. 9 Millionen Mitglieder in neun Bundesstaaten und in Washington, D.C. Das Unternehmen orientiert sich am Geschäftsmodell Prävention und Krankheitsvermeidung von Henry J. Kaiser und am Chronic-Care-Modell von Ed Wagner. „Kaiser Permanente" hat das Chronic-Care-Modell durch Versorgungsforschung, Innovations- und Design-Management und systematische informationstechnologische Unterstützung perfektioniert. Seit 2009 setzt Kaiser Permanente auf das durchgängig vernetztes Versorger- und Patientenportal „KP HealthConnect". Heute ist es das größte zivile elektronische Gesundheitsaktensystem weltweit, ein integriertes Informationsmanagement- und Versorgungssystem. Es hat ein vollständiges Mitgliederportal „My Health Manager" integriert. Hierdurch bietet es folgende Kommunikations- und Dienstleistungen an: Freie Wahl und Abwahl des Primärversorgers einschließlich Gynäkologie, Terminmanagement, Gesundheitsdaten, Testergebnisse, Impfstatus, Nachbestellung von verschreibungspflichtigen Medikamenten, 24/7-Triage per Telefon, Email-your-doctor, digitales Coaching, individualisierte Patientenschulung, umfassende Analyse des Gesundheitszustands und Krankheitsrisikos, Gesundheitsinformationen, Lebensstilberatung, Informationen über die Krankenversicherung, Leistungsumfang, Zuzahlungen, Selbstbehalte etc. Durch die Einführung des Systems gingen die Arztbesuche um 10%, die Telefonate mit dem Versorgungsteam um 14% zurück. Indikatoren für Lebensstilerkrankungen wie HbA1c, Cholesterol und Blutdruck verbesserten sich um bis zu 6,5%.

Der Blick in die USA zeigt, dass das Internet die Arzt-Patienten-Beziehung verändert, bereichert und nivelliert. Aus Sicht der Patienten hat sich die Arzt-Patienten-Beziehung dank der neuen Medien intensiviert und ist einfacher und unmittelbarer geworden. Die neue Generation von interaktiven, edukativen und individuell anpassbaren Patienteninformations-Programmen online, die die Behandlung flankieren, wirkt sich stabilisierend auf den Gesundheitszustand von Menschen mit chronischen Leiden wie Krebs aus.

5.5 Australien

Partizipation und Kommunikation im australischen Gesundheitssystem

Das australische Gesundheitssystem zeichnet sich dadurch aus, dass Patienten das Recht auf Beteiligung haben und im Partizipationsprozess starke Unterstützung erfahren. Es ist üblich, dass sich die Öffentlichkeit und die Patienten an Verfahren, wissenschaftlichen Untersuchungen und praxisrelevanten Vorgängen beteiligen. Diese Beteiligung der Öffentlichkeit an gesundheitsrelevanten Prozessen hat in Australien Tradition. Diese wurde Anfang des 19. Jahrhunderts begründet und hat sich seit den 1970er-Jahren gefestigt.[166]

In Australien wird auch seit den 1970er Jahren die Entwicklung von Informations- und Beratungsdiensten für Patienten und Nutzer von mehreren Bewegungen, die sich zum Beispiel für die Stärkung der Pa-

[166] Baldry, E.: *The development of the health consumer movement and its effect on value changes and health policy in Australia.* – PhD Thesis. School of Health Services Management. The University of New South Wales. Sydney, 1992.

tientenrechte und für Qualitätsverbesserung einsetzen, intensiv vorangetrieben.[167] Der Ansatz besteht darin, die Rechte der Nutzer zu stärken, um eine solide Ausgangsbasis für ein Gesundheitsprogramm zu schaffen, das unter anderem die autonome Entscheidungsfindung von Patienten und deren Recht auf Beschwerde und Partizipation nachhaltig stärkt.[168] Mit der auf den Rechten der Patienten beruhenden Methodik der Gesundheitsberatung sind aber auch Nachteile, vor allem für Menschen mit niedrigem sozioökonomischem Status, verbunden.[169]

In Australien haben alle Menschen Zugang zur medizinischen und stationären Grundversorgung, die über Steuergelder finanziert wird. Daneben gibt es einen relativ hohen Anteil an Einrichtungen der privaten Grundversorgung. Etwas weniger als die Hälfte der Bevölkerung nimmt zudem Leistungen der privaten Krankenversicherung in Anspruch.

Der Hausarzt (general practioner, GP) hat im Gesundheitswesen die zentrale Funktion eines Lotsen (gatekeeper). Die Pflege hat eine wichtige Aufgabe in der medizinischen Versorgung und im Rahmen der Patienteninformation in Krankenhäusern, community health centers und zunehmend auch im Rahmen der Pflegetätigkeit in Hausarztambulanzen. Die meisten der 20 Millionen Australier leben an der Küste, viele aber auch in ländlichen abgelegenen Regionen.

Die Entfernungen stellen ein großes Problem dar, das sich auf die Kommunikation und den Zugang zur Gesundheitsversorgung auswirkt. Die Internetzugangsrate lag in Australien 2003 bei 57, in Deutschland bei

---

[167] BASTIAN, H.: *Speaking up for ourselves: The evolution of consumer advocacy in health care. International*. – Journal of Health Tech Assess Health Care 14(1998)1:3-23.

[168] AUSTRALIAN COUNCIL FOR SAFETY AND QUALITY IN HEALTH CARE AND AUSTRALASIAN COUNCIL OF HEALTH CARE: *Complaints Commissioners. Better practice guidelines on complaints management for health care services*. – Commonwealth of Australia, Canberra, 2004.

[169] BASTIAN, H.: *Just how demanding can we get before we blow it?* – BMJ-British Medical Journal 326(2003)7426:1277-1278.

47 Prozent.[170] Das Interesse an Gesundheitsinformation ist groß und sie wird häufig genutzt.

Patienteninformation und -beratung im australischen Gesundheitswesen

Die Menschen in Australien schätzen ihren Zugang zu Informationen im Rahmen des Arzt-Patienten-Gespräches als recht gut ein[171] (durchschnittliche Dauer eines Besuches beim Allgemeinarzt 15 Minuten, verglichen mit 8 Minuten in Deutschland). Doch das persönliche Gespräch mit dem Arzt macht in Australien nur einen relativ kleinen Anteil der gesamten professionellen Patientenberatung aus. Im australischen Gesundheitssystem beteiligen sich darüber hinaus folgende Personen und Dienste an der Gesundheitsberatung[172]:

- Mitarbeiter von Pflege- und Gesundheitsdiensten der community health centers
- Patienteninformationen, die von Büchereien, zum Beispiel NSW State Library (Landesbibliothek von New South Wales)[173], Auskunftsdiensten und Telefonberatungen in Krankenhäusern und community health centers angeboten werden
- Patientenberater, Berater für die Aborigines, Sozialarbeiter in Krankenhäusern und sonstigen gesundheitsrelevanten Diensten
- pharmazeutische und sonstige Arzneimittelinformationsdienste
- Gesundheitszentren, die auf bestimmte Bevölkerungsgruppen spezialisiert sind, z.B. Jugendliche, Frauen, Flüchtlinge und indigene Gruppen
- Kollegien, Universitäten und Forschungszentren, die mit professioneller Gesundheitsversorgung befasst sind

---

[170] unstats.un.org/unsd/mi/mi_series_results.asp?rowId=605

[171] SCHOEN, C., OSBORN, R., TRANS, H.P.: *Primary care and health system performance: Adults' experiences in five countries*. – Healths affairs – Web Exclusive, 2004, W4: 487-503.

[172] BASTIAN, H.: *Kommunikation und Partizipation – Patientenberatung im australischen Gesundheitssystem*. – In: SCHAEFFER, D., et al.: *Lehrbuch Patientenberatung*, a.a.O., S. 279-290.

[173] sl.nsw.gov.au/health

- von Regionalverwaltungen eingerichtete Dienste, z.B. der NSW Multicultural Health Communication Service (Interkultureller Dienst für Gesundheitskommunikation in New South Wales)[174]
- nationale Informationsinitiativen in dringlichen Gesundheitsbereichen, z.B. zum Thema Brustkrebs[175]

Diese Anbieter arbeiten eng mit den Patienten und deren Selbsthilfegruppen zusammen, die auch unabhängig davon eigene Informations- und Unterstützungsleistungen anbieten.

Private Krankenversicherer stellen ebenfalls Gesundheitsinformationen zur Verfügung, z.B. im Rahmen persönlicher Beratung, öffentlicher Gesprächsrunden, per Internet, per Telefonberatung, an Informationskiosken in Krankenhäusern, in Apotheken, via Büchereien. Patienteninformationen sind ferner ein integraler Bestandteil einer einschlägigen Software, die in den meisten Allgemeinarztpraxen verwendet wird.

In Australien setzt man immer mehr auf Telemedizin und elektronische Kommunikationswege, auf denen die Patienten persönliche Gesundheitsinformationen erhalten, um die Effizienz der Patientenberatung zu steigern und den Zugang der Patienten zu ihren persönlichen Krankenakten und Untersuchungsergebnissen zu verbessern. Ein nationales System der elektronischen Erfassung persönlicher Krankenakten befindet sich in der Umsetzung.[176]

PATIENTENINFORMATION IM INTERNET IN AUSTRALIEN

40-50% der chronisch kranken Menschen wie Brustkrebspatientinnen nutzen das Internet, um gesundheitsrelevante Informationen zu erhalten.[177] In Australien wird das Internet relativ stark genutzt: 20% der

---

[174] health.nsw.gov.au/health-public-affairs/mhcs

[175] nbcc.org.au

[176] healthconnect.gov.au

[177] MERIC, F., BERNSTAM, E.V.: *Breast cancer on the world wide web.* – BMJ-British Medical Journal 324(2002)7337:581-582.

über 15 Jahre alten Personen nutzten 2002 das Internet, um gesundheitsrelevante Informationen zu erhalten und die Hälfte davon nutzte die gewonnenen Informationen, um die Art ihrer Gesundheitsversorgung zu verändern.[178]

Eine von Australiens nationalem Institut für klinische Studien veranlasste Untersuchung kam zu dem Ergebnis, dass die Internetnutzung zur Gewinnung gesundheitsbezogener Informationen zunimmt und dass die Nutzung dieses Mediums eine wirksame Intervention sei, das Empowerment und das Gesundheitsverhalten der Patienten zu verbessern.[179]

Dass die Bürger Zugang zu gesundheitsrelevanten Informationen aus dem Internet haben, ist ein zentrales Anliegen der australischen Regierung. Beispielsweise hat sie für alle Australier einen nationalen Mitgliedsbeitrag für die Cochrane Library bezahlt und eine nationale Internetseite, die HealthInsite, für alle Nutzer des Gesundheitssystems entwickelt[180]. Dieser nationale Gesundheitsinformationsdienst wird als Websiteportal für akkreditierte Informationspartner entwickelt. Dies sind Internetseiten, die von akkreditierten HealthInsite-Agenturen (meistens der Regierung unterstellt), Forschungsorganisationen und gemeindebezogenen Gruppen betreut werden. Die Informationspartner von HealthInsite müssen inhaltliche und technische Veröffentlichungsstandards erfüllen, um ihre Akkreditierung zu erhalten. Darüber hinaus schreibt das Herausgeberteam Einführungen zu den präsentierten Materialien und fasst Informationen aus den Internetseiten der Informationspartner nach Themen zusammen, die für die Nutzer der Website von besonderem Interesse sind. Die Lesbarkeit der Informationen wird vom

---

[178] BESSELL, T.L., MCDONALD, S., SILAGY, C.A.: *Do internet interventions for consumers cause more harm than good? A systematic review.* – Health Epect 5(2002)1:28-37.

[179] NATIONAL INSTITUTE OF CLINICAL STUDIES: *The impact of the Internet on consumers' health behaviour.* Prepared by the Centre for General Practice and the Centre for Evidence Based Practice. – Melbourne: University of Queensland, 2003.

[180] DEACON, P, BUCKLEY SMITH, J.: *Information partnerships building a health gateway – HealthInsite.* – Health Information and Libraries Journal 21(2004)1:62-64.

Herausgeberteam überprüft. Die Online-Statistik verzeichnet ca. 2 Millionen Besucher jährlich.

Dass die Menschen in Australien kritisch und kompetent von Gesundheitsinformation im Internetgebrauch machen, kann man an zwei Websites ablesen. Die für Patienten konzipierte Internetseite der Cochrane Collaboration und auch ihre Nachfolgerin, die Website Informed Health Online, wurden in Australien entwickelt. Neueren Ursprungs ist die Website MediaDoctor[181], die beurteilt, wie glaubhaft und relevant die in den australischen Medien präsentierten gesundheitsbezogenen Berichte sind.

Australien ist aufgrund seiner extremen kulturellen Vielfalt (15% sprechen eine andere Sprache als Englisch) darum bemüht, Patienten-Informationen in zusätzlichen Sprachen neben Englisch anzubieten.[182] Dolmetscherdienste und die ärztliche Beratung Doctors Priority Line[183] unterstützen dabei Patienten, die kein Englisch sprechen. Auch Gebärdensprachen-Dolmetscher[184] stehen zur Verfügung.

5.6 Ungarn

Ungarn investiert in den Gesundheitssektor, insbesondere die Onkologie[185]

Im EU-Haushaltsplan 2007 bis 2013 sind dem Land Ungarn mehr Mittel als jedem anderen neuen Beitrittsland zur Verbesserung der medizinischen Versorgung und der Gesundheit der Bevölkerung zugeteilt worden. Das Gesamtbudget belief sich auf 452 Mrd. Forint beziehungsweise rund 1,5 Mrd. Euro (Wechselkurs am 11.06.12: 1 Euro = 295,02

---

181 mediadoctor.org.au

182 National Health and Medical Research Council: *General guidelines for medical practioners on providing information to patients*. – Commonwealth of Australia, Canberra, 1993.

183 gov.au/tis/doctor.htm

184 nabs.org.au

185 gtai.de/GTAI/Navigation/DE/Trade/maerkte,did=592852.html

Forint, Ft). Mittelzusagen hatten bis Ende März 2012 Projekte im Gesamtwert von 282,8 Mrd. Ft erhalten.

Die Gesundheitspolitiker der Regierung Orbán hatten vor allem durch die Verstaatlichung von Krankenhäusern auf sich aufmerksam gemacht. Darüber hinaus wurde eine zentrale Lenkungs- und Aufsichtsstelle für das Gesundheitswesen, Gyemszi (Staatliches Institut für Qualität und Organisationsentwicklung im Gesundheits- und Arzneimittelbereich, http://www.gyemszi.hu), eingerichtet. Diese soll auch die Verantwortung für zentrale Ausschreibungen übernehmen. Ab Herbst 2014 ist zum Beispiel geplant, bestimmte Medikamente für Krankenhäuser gemeinsam zu beschaffen.

Ungarn hatte in seinem zweiten Nationalen Entwicklungsplan das Schwergewicht der Investitionen auf den Bereich stationäre Patientenversorgung (Mittelanteil: 59%) gelegt. Für die ambulante Versorgung wurden knapp 15% der Hilfen vorgemerkt, für die Grundversorgung rund 9% und für Einrichtungen für chronisch Kranke knapp 8%. Der Rest von rund 42 Mrd. Ft (7,7%) sollte für Ausbildungsmaßnahmen und E-Health-Investitionen aufgewendet werden.

Im vorletzten Jahr der EU-Haushaltsplanung befinden sich viele der Krankenhaus- und Klinikprojekte noch in der Umsetzung. Von zunächst acht Pol-Kliniken, die landesweit als Zentren der höchsten Versorgungsstufe und Spezialisierung ausgebaut werden sollten, konnte das Erweiterungs- und Modernisierungsvorhaben in Debrecen (12 Mrd. Ft) bereits abgeschlossen werden. Für Kecskemét steht die Fertigstellung eines entsprechenden Vorhabens (11,6 Mrd. Ft) für September 2012 an. In Szeged werden die neuen Kapazitäten der Universitätsklinik, zu der auch ein Transplantationszentrum gehören wird, voraussichtlich Ende 2013 übergeben werden. Ebenfalls als Pol-Projekt wurde in Kaposvár ein neuer Klinik-Trakt fertiggestellt (34.000 qm). Bis Mitte 2012 soll zudem die Modernisierung der bestehenden Kapazitäten abgeschlossen werden. Im Petz Aladár-Klinikum in Györ (11,3 Mrd. Ft) ist das Erweiterungsprojekt zu rund 20% umgesetzt, die medizintechnischen Ausrüstungen sind ausgeschrieben. Es ist geplant, das Projekt in Nyiregyháza (12,3 Mrd. Ft) Ende 2012 zu übergeben. In Pécs (12,0 Mrd. Ft) musste die Ausschreibung wiederholt werden. Zieldatum für die Fertigstellung war Februar 2014. Für das Miskolc-Vorhaben war Ende 2011 Grundsteinlegung. Im Herbst 2012 soll das neue Gebäude fertiggestellt sein und Mitte 2013 die Modernisierung des alten Trakts. Auch bei der Umsetzung des Onkologie-Programms gibt es Verzögerungen. Bisher wurden dafür 14 Mrd. Ft EU-Fördermittel ausgeschrieben. Nahezu fertiggestellt ist das neue Onkologie-Institut in Budapest. Statt acht sollen landesweit nur noch fünf Zentren entstehen: Außer in Budapest auch in Szeged, Pécs, Debrecen und Szombathely. Zudem erhalten regionale Krankenhäuser neue Onkologie-Abteilungen, zum Beispiel in Veszprém (2,5 Mrd. Ft) und in Budapest das Uzsoki Utcai-Krankenhaus (2 Mrd. Ff). Eine neue Ausschreibung von Fördermitteln für regionale Krebs-Zentren war für Mitte 2012 angekündigt.

Patienteninformation über Krebs in Ungarn durch die Ungarische Krebsliga[186]

Die Ungarische Krebsliga (3400 Mitglieder aus allen Berufen) mit Sitz in Rath György Street 6, 1123 Budapest, Hungary, wurde 1990 gegründet und verfolgt als Non-Profit-Organisation als Hauptziele Gesundheitsinformation, Prävention, Raucherkontrolle, Screening, Früherkennung, Behandlung, Rehabilitation und Forschung. Als Strategien hierfür werden die Steigerung des Interesses der Menschen an ihrer eigenen Gesundheit, die Gesundheitserziehung von Familien, der Kampf gegen Ungleichheit und der Einfluss auf öffentliche Stellen zur Erlangung neuer Therapien und Medikamente genannt. Neben dem Zentralbüro in der Hauptstadt Budapest unterhält die Liga 30 örtliche Organisationsbüros mit allgemeinen und speziellen Hilfen für Krebskranke sowie eine anonyme kostenlose Telefonhotline „Gemeinsam gegen Krebs“. Die Hauptmaßnahmen zur Patienteninformation der Liga sind Präsentationen, Kurse, Trainingsmaßnahmen, wissenschaftliche Meetings und

[186] europeancancerleagues.org/about-ecl/ecl-members/54-hungary.html

Konferenzen, Events, Publikationen (Bücher, allgemeine Informationsbroschüren, Informationsbroschüren für Patienten), Silikon-Modelle (Brust, Hoden) zur Selbstuntersuchung. Weitere Aktivitäten bestehen in der Teilnahme am Gesetzgebungsprozess und Lobbyismus sowie die Durchführung von Wettbewerben (Zeichnen und Rechnen für Kinder gegen das Rauchen, „Mein Lieblings-Onkologe"-Wettbewerb für Patienten etc.)

5.7 Slowakei

Krebsbekämpfung in der Slowakei[187]

Im Bereich der öffentlichen Gesundheit hat die Regierung im November 1999 das Nationale Programm zur Förderung der Gesundheit angenommen, das unter anderem die Krebsbekämpfung zum Ziel hat. Das Onkologie-System der Slowakei wurde 2007 eingehend reviewt (Candole Partners) und zeigt eine Betonung der Krebsversorgung durch Krankenhäuser und das Vorhandensein von Patientenvereinigungen.[188] Probleme wie geringe Verfügbarkeit von modernen Krebsmedikamenten aufgrund begrenzter finanzieller Mittel bei allerdings früher Einführung von Innovationen sowie Korruption der Leistungsanbieter, wie Onkologen, werden in dem Review hart angeprangert.

Patienteninformation in der Slowakei über Krebs[189]

Die Slowakische Liga gegen Krebs wurde auch wie die Ungarische Liga im Jahr 1990 als landesweite Non-Profit-Organisation gegründet.

---

[187] google.de/url?sa=t&rct=j&q=&esrc=s&source=web&cd=6&cad=rja&ved=0CEUQFjAF&url=http%3A%2F%2Fec.europa.eu%2Fenlargement%2Farchives%2Fpdf%2Fkey_documents%2F2000%2Fsk_de.pdf&ei=EWECU8CFFdHJsgaE2IHoDg&usg=AFQjCNGf4wrJZeGo9x_lNwe4lmmjtp0q-w

[188] google.de/url?sa=t&rct=j&q=&esrc=s&source=web&cd=2&cad=rja&ved=0CDYQFjAB&url=http%3A%2F%2Fwww.candole.com%2Ffiles%2FCandole%2520Partners%2520-%2520%2520Markets%2520sample%2520-%2520Oncology%2520in%2520Slovakia.pdf&ei=RGICU4CyA8aBtAaW_IDICw&usg=AFQjCNEubccs4n2J40rMjf8E8ZPDkG7kPg

[189] europeancancerleagues.org/about-ecl/ecl-members/62-slovakia.html

Ihre Ziele sind die Krebsinzidenz und Krebsmortalität durch Information, Bildung, Prävention, Palliativmedizin, Lebensqualitätsverbesserung, Verminderung von Leid sowie Unterstützung von klinischen und forschenden Einrichtungen zu reduzieren.

Die Liga organisiert dazu regelmäßig Kampagnen zur Gesundheitserziehung und Prävention unter Beachtung der europäischen Vorgaben, wie die Europäische Woche gegen den Krebs, Krebserziehung in den Sekundarschulen, Unterstützung von Fonds der Krebskrankenhäuser, der Forschungsetats, Unterstützung psychosozialer Dienste, Förderung der Bildung und Aufbau von Selbsthilfegruppen, Informationen über Rechte der Krebspatienten, Organisation von Meetings und Foren für Krebsbetroffene. Fundraising wird aktiv betrieben, z.B. durch den jährlich stattfindenden „Daffodil Tag", das „Terry Fox Rennen" und Benefiz-Konzerte.

Darüber hinaus werden Flyer und Broschüren erstellt und verteilt, Lesungen in der Öffentlichkeit abgehalten, eine Hilfe- und Beratungshotline sowie Erholungstage für Krebspatienten angeboten, ein Haus für Eltern von Kindern mit Krebs zur kostenfreien Übernachtung bereitgestellt und Ferien für Krebskinder angeboten.

Es werden Krebshilfezentren mit breitem Spektrum für Patienten, Angehörige, Freunde und Öffentlichkeit an drei Orten aufgebaut: Bratislava, Kosice, Martin.

Krebsinformation im Besonderen bei Darmkrebs in der Slowakei[190]

„EuropaColon Slovakia" startete am 22.05.2007 als unabhängige Non-Profit-Organisation als Teil einer europäischen Bewegung. Das Ziel ist die Information der Öffentlichkeit über die Krankheit bei Nennung der harten Fakten hinsichtlich ihrer Bedeutung und Bedrohlichkeit und der Hinweis auf Frühsymptome, um Krebstod zu verhindern.

---

[190] europacolon.sk

Als Maßnahme für Patienten und Angehörige werden eine durchgehend besetzte kostenfreie Informationshotline und eine Online-Beratung via Internet angeboten.

Die Verknüpfung von Patienten und Ärzten, Medien und Öffentlichkeit durch Seminare im Kampf gegen Darmkrebs wird angestrebt. Das Gespräch mit Betroffenen im sogenannten Patienten-Club, die die Krankheit erfolgreich bekämpft haben, wird als wohltuend empfunden.

6. Nutzung der von Massenmedien zur Verfügung gestellten Informationen durch Patienten und deren Angehörige

6.1 Eigene Untersuchungen

6.1.1 Bruch, H.-R.: Onkologische Patienteninformation in Massenmedien am Beispiel des Darmkrebses[191]

Zusammenfassung

Das vielfältige Angebot an Information über Darmkrebs wird von Patienten und deren Angehörigen aufgrund unterschiedlicher Lebensalter und deren Medien-Sozialisation unterschiedlich genutzt. Die Patienten nutzen überwiegend Fernsehen und Printmedien, die Angehörigen überwiegend Internet und Printmedien. Die Bedeutung der generellen Information in Massenmedien über die Erkrankung Darmkrebs nimmt für die Patienten im Laufe der Erkrankung bedeutsam ab und wird durch die spezifische Detailinformation des Behandlungsteams ersetzt. Es besteht Bedarf, durch Sonderpublikationen in Print- und Online-Medien das Behandlungsteam im Laufe einer fortschreitenden Behandlungsdauer von Darmkrebspatienten zu unterstützen, z.B. mit Informationen zu Hautnebenwirkungen, Blutarmut oder Fatigue.

---

[191] Bruch, H.-R.: *Onkologische Patienteninformation in Massenmedien am Beispiel des Darmkrebses.* – In: Groth, K.U., Schreiber, R. (Hg.): *Scientia Nova. Das interdisziplinäre Wissenschaftsmagazin.* – Band 18(2014)7-22, Ludwigshafen: Marosi Verlag.

Summary

The wide range of information about colon cancer is used differently by patients and their families due to different ages and their media sozialisition.The patients mainly use television and print media, the members mainly Internet and print media. The importance of general information in the mass media about the disease colon cancer declines for the patients as the disease progresses and is replaced by specific details information by the treatment team. There is a need to support through special publications in print and online media the treatment team in the course of a progressive treatment duration concerning the information of colon cancer patients, for example in skin side effects, anemia or fatigue.

Einleitung

In der Onkologie dient die Patienteninformation krebskranken medizinischen Laien und deren Angehörigen. Die Patienteninformation soll beiden Gruppen helfen, die Krebskrankheit bezüglich ihrer Symptome, ihrer Untersuchungs- und Behandlungsmöglichkeiten einschließlich der medizinischen und nicht-medizinischen Leistungserbringer zu verstehen, einzuordnen und auszuwählen oder abzulehnen. Über Nutzen, Risiken und unerwünschte Wirkungen, aber auch vor nutzlosen, überflüssigen und schädlichen Maßnahmen sollen die Patienteninformationen warnen.

Da Krebskrankheiten in der industrialisierten Welt ein Massenphänomen darstellen, findet die Information hierüber in diversen Publikationsmedien statt. Neben Printmedien wie Zeitungen, Zeitschriften, Büchern, Infobroschüren, Mailings und Plakaten werden zunehmend digitale Formate in Medien wie Internet, E-Mailings, Fernsehen, Rundfunk und Telefon angeboten und genutzt. Ziel der Arbeit ist, die Verwendung dieser Massenmedien durch Betroffene und Angehörige am Beispiel der Diagnose Darmkrebs in einer onkologischen Praxiskooperation mit 3 Standorten im Großraum Köln/Bonn (Bonn, Euskirchen, Rheinbach) in den Kontext des vorhandenen Angebotes zu setzen.

Material und Methoden

Im Zeitraum 1.10.2013 bis 30.10.2013 wurden die bezüglich der Diagnose Darmkrebs zur Verfügung stehenden Massenmedien (Angebot) aus den Kategorien Zeitungen, Zeitschriften, Internet, Bücher, Informationsbroschüren, Radio, Fernsehen, telefonische Informationen, Plakate, Anzeigen/Briefe/E-Mails und Leitlinien/Vorträge untersucht.

Weiterhin wurde die Verwendung der Formate dieser Massenmedien durch Betroffene analysiert (Nachfrage). Dabei wurden zum einen die vorhandenen Formate systematisch erfasst und zum anderen Patienten sowie Angehörige zu deren subjektiven Nutzung und Bedeutung für die Diagnose und Behandlung befragt. Diese Patientenbefragung zur Mediennutzung bei Darmkrebs in der Onkologischen Schwerpunktpraxis Bonn-Euskirchen-Rheinbach, die ca. 250.000 Menschen im Großraum Köln/Bonn onkologisch versorgt, umfasste 54 an Darmkrebs erkrankte und aktiv mit Chemo-/Immuntherapie behandelte Patienten und erfolgte mittels eines standardisierten Fragebogens.

Ergebnis

Das Angebot von Patienteninformationen zu Darmkrebs wurde bezüglich der Kategorien Zeitungen, Zeitschriften, Internet, Bücher, Informationsbroschüren, Radio/Rundfunk, Fernsehen, telefonische Informationen, Plakate, Anzeigen/Briefe/E-Mails und Leitlinien/Vorträge erfasst.

Zeitungen

In den überregionalen Tageszeitungen wird die Diagnose Darmkrebs in den Hauptausgaben, Beilagen und Online-Ausgaben mit Informationen für Patienten und Angehörige behandelt (BILD: Archiv n=320; FAZ, Frankfurter Allgemeine Zeitung: Archiv n=133; Die Welt: Archiv n=243). Ein großer Teil der Artikel umfasst Meldungen in den Wirtschafts- und Börsenteilen der Zeitungen, wo über neue Studienergebnisse von Medikamenten und Therapieverfahren berichtet wird. Aufgrund der Auflagenhöhe (BILD 2,5 Millionen; FAZ 330.000; WELT 225.000) stellen diese Zeitungen numerisch bedeutsame Quellen zur Information über Darmkrebs dar. Allerdings ist die Auflagenhöhe der

Zeitungen in den letzten 2 Dekaden massiv rückläufig (BILD von 5 auf 2,5 Millionen täglich), so dass die Bedeutung dieser Medien tendenziell abnehmend ist.

In den regionalen Zeitungen (z.B. Generalanzeiger Bonn, Auflagenhöhe 73.000: Archivsuche n=5) findet das Thema Darmkrebs nur geringe Berücksichtigung, insbesondere als Hinweis auf Patienteninformationstage von Leistungsanbietern oder eine spezielle Telefonsprechstunde durch die Tageszeitung. Bemerkenswert ist, dass die regionalen Zeitungen – im Gegensatz zu den getrennt agierenden überregionalen Zeitungen – ihre Artikel seit 1983 in einem Online-Archiv (genios.de) sammeln. Immerhin 37.000 Einträge haben dabei in irgendeiner Form mit Darmkrebs zu tun. Durch eine komfortable Suchfunktion über Schlagworte und Sortierung nach Erscheinungsdatum kann sich der Leser rasch zu Detailthemen wie „Darmkrebs und Vorsorge" informieren. Bei diesem Medium zeigt sich eine gute Verknüpfung von Aktualität in Printmedien und Informationsdatenbank, aufgebaut aus regionalen Zeitungsartikeln zur raschen Verfügbarkeit auch über die aktuelle Auflage hinaus.

Zeitschriften

In den wöchentlich publizierten Nachrichten-Magazinen wie Focus (Archivsuche: n=723) und Spiegel (Archivsuche: n>100) wird das Thema Darmkrebs regelmäßig mit Aspekten wie Diagnostik, Therapie, Nachsorge, Ernährung und Erkrankung von Prominenten behandelt. Beide Nachrichtenmagazine erreichen mit einer Auflagenhöhe von über 500.000 (Focus) bzw. ca. 900.000 (Spiegel) eine große Verbreitung, allerdings sind die Verkaufszahlen beim Focus seit 1998 mit 32 Prozent und beim Spiegel mit 15 Prozent signifikant rückläufig. Insofern ist die zunehmende Bedeutung des Online-Angebotes dieser Medien einschließlich Archivsuche zu interessierenden Themen zu erwähnen. Auch hier entwickelt sich eine Simultan-Nutzung von gedrucktem Nachrichtenmagazin mit Online-Ausgabe und Online-Archiv.

In den wöchentlich, zweiwöchentlich, monatlich oder vierteljährlich herausgegebenen Magazinen der sogenannten Regenbogenpresse oder „gelben Presse“ (Yellow Press, Yellow Journalism, Auflagenhöhe 21 Millionen, davon 9 Millionen wöchentlich), die insbesondere sogenannte Frauenzeitschriften und Männer-Gesundheitsmagazine umfasst, wird Darmkrebs überwiegend unter Berücksichtigung von Gesundheitsempfehlungen bezüglich Ernährung und Früherkennung, aber auch durch Bezug auf betroffene Prominente thematisiert. In einer Stichprobe am 26.10.2013 wurden die in einem großen Supermarkt ausliegenden Zeitschriften der Yellow Press auf den Begriff Darmkrebs gescreent. In 136 Zeitungen fand sich einmal in „lifeline“[192] der Begriff Darmkrebs im Rahmen eines Artikels zum Thema „Check up, wann muss ich zum Arzt, 20 Symptome von A-Z“. Unter der Rubrik „Durchfall“ wurde neben entzündlichen Darmerkrankungen und Schilddrüsenüberfunktion auch der Darmkrebs als eine mögliche, wenn auch seltene Erklärung aufgeführt, ohne dass eine weitere Abklärung empfohlen oder aufgezeigt wurde. In der gleichzeitig ausliegenden Ausgabe von „Freizeit aktuell“ vom 10. November 2013 wurde ein „Großes Extra: Von Fachärzten empfohlen: Die 28 besten Vorsorge-Tests für ein langes Leben“ offeriert. Dieser Bericht enthält keinerlei Hinweis auf eine Darmkrebsvorsorge, nicht einmal mittels Test auf Blut im Stuhl, geschweige denn eine Vorsorge-Darmspiegelung als Standardverfahren.[193] Lediglich in seltenen Ausnahmefällen nimmt die Yellow Press derartige Informationen zur Darmkrebsvorsorge expertenbasiert in ihr Themenspektrum auf, z.B. im Rahmen von Apothekerzeitschriften[194] für Patienten (Apothekenumschau: n=74) und Fachpersonal (DAZ: n=277). Ob dies an der fehlenden Nachfrage angesichts der unter 20%igen Teilnahmequote endoskopischer Darmkrebsvorsorge, dem „unappetitlichen“ Vorbereitungsmodus mit Abführtrinklösungen oder dem mit Scham belegten endoskopischen Untersuchungsverfahren liegt, muss dahinstehen.

---

[192] *lifeline.* – Herbst 1-2013, S. 34f.

[193] *Freizeit aktuell.* – 10. November 2013, S. 63ff.

[194] BRUCH, H.-R.: *Vorsorgekoloskopie.* – Vive 03, 2013, 62-63; deutsche-apotheker-zeitung.de

In der Meidung von sachlichen Patienteninformationen unterscheiden sich die sogenannten Frauenzeitschriften nicht von den sogenannten Männer-Gesundheitszeitschriften. Dies gilt auch für die Online-Ausgaben dieser Yellow Press-Formate (Archivabfrage Zielgruppe Frauen – Gala: n=18, Freundin: n=8, Brigitte: n=13, Maxi Wunderweib: n=11, Women‘s Health: n=6, Cosmopolitan: n=5, Fem: n=4, AMICA: n=3, JOY: n=1, Für Sie: n=0, Petra: n=0; Zielgruppe Männer – Men‘s Health: n=8).

Eine bedeutsame Ausnahme stellt die „Bunte“ dar. Der am 25. November 1967 geborene Felix Burda, Sohn des Herausgebers Hubert Burda aus erster Ehe, starb Ende Januar 2001 an Darmkrebs. Die Felix Burda Stiftung[195] setzt sich folgerichtig für die Darmkrebsvorsorge und Aufklärung über diese Erkrankung, unter anderem auch durch vielfältige Publikationen in der Zeitschrift „Bunte“ (Archivabfrage n=119, Auflage 562.666 wöchentlich) ein.

Internet

Das Internet bietet heute eine breite Palette von Angeboten zur Information über Darmkrebs überwiegend über Homepages von Leistungsanbietern (Ärzte überwiegend kooperierend in Darmzentren[196], Krankenhäuser[197], Pharmaindustrie[198]). Daneben gibt es Angebote der Selbsthilfegruppen[199], unabhängiger Beratungsdienste[200], von Befragungshotlines[201] und im Internet verfügbare Datenbanken mit patientengerechten Informationen[202]. Fast alle Printmedien haben darüber hinaus einen Online-Auftritt oder stellen ihre Informationen als PDF herunterladbar ins Netz.

---

[195] felix-burda-stiftung.de

[196] idzb.de/

[197] chi.charite.de/behandlung/krebserkrankungen/darmkrebs/; darmzentrum-bonn.de/Diagnose_Darmkrebs.htm

[198] darmkrebszentrale.de/serviceseite/hilfreiche-adressen-und-links. – Hrsg. Roche.

[199] ilco.de; dccv.de

[200] onkologie-aspekte.de

[201] krebsinformation.de

[202] Uptodate.com

Neben digitalen Schriftmedien erfreuen sich Video-Portale wie YouTube (Archivabfrage n=2.180) und andere[203] zunehmender Beliebtheit im Internet zur Patienteninformation bezüglich Darmkrebs. Selbst modernste wissenschaftliche Informationen werden hier zeitnah, teilweise durch Laien und Betroffene, teilweise durch Fachexperten aus der Ärzteschaft, patientengerecht aufbereitet dargeboten. Auf die Notwendigkeit des eigenhändigen Seriositäts-Checks durch gesunden Menschenverstand oder einer Nachfrage bei ärztlichen Fachleuten bei Internet-basierten Informationen wird allerdings auch im Internet zu Recht gerade auch vom Laien-Netzwerk Wikipedia[204] eindrücklich hingewiesen: „Beiträge können falsch sein und möglicherweise gesundheitsgefährdende Empfehlungen enthalten".

Soziale Medien wie Facebook (10 Gruppen mit ca. 200 Mitgliedern) haben, wahrscheinlich aufgrund des jungen Nutzeralters, das Thema noch nicht hinreichend für sich besetzt. Andererseits sind Leistungsanbieter in sozialen Medien vernetzt (Archivabfragen für das Stichwort „Darmkrebs": XING: n=52, LinkedIn: n=17, Twitter: n=5).

Diskussionsforen wie sogenannte Chatrooms stellen demgegenüber eine häufige und wichtige Möglichkeit des Erfahrungsaustausches für bereits von der Krankheit Darmkrebs Betroffene untereinander und mit Fachexperten[205] dar. Neben direktem Austausch im Chatroom finden diese Frage-Antwort-Gespräche auch via Telefon, im Fernsehen oder bei Telefonsprechstunden von Zeitungen statt und werden teilweise nachfolgend in Protokollform ins Internet hochgeladen[206].

---

[203] Youtube.com; onkologie-aspekte.de

[204] wikipedia.org/wiki/Wikipedia:Hinweis_Gesundheitsthemen

[205] krebs-kompass.org; qualimedic.de/alle_sprechstunden.html

[206] bild.de/ratgeber/gesundheit/darmkrebs/live-sprechstunde-mit-krebs-experten-11566778.bild.html; extern1.mz-web.de/mz-mec/chatProtocol.do?action=show&topicId=246&1268385331132; http://www.ndr.de/fernsehen/sendungen/visite/chat/chatdarmkrebsvorsorge101.html

Bücher
Zur Patienteninformation bei Darmkrebs stehen bezüglich Ernährung, Vorsorge und Behandlung diverse Patienten-Ratgeber in der lokalen Buchhandlung und im Online-Buchhandel zur Verfügung (Amazon: n=192, Lehmanns: n=79, Thalia: n=38). Auffallend ist dabei allerdings die Angebotsspanne im Online-Buchhandel.

Informationsbroschüren
Durchgesetzt haben sich in der Patienteninformation die durch die Ärzteschaft unterstützten Broschüren der Deutschen Krebshilfe, die als Printmedium oder downloadfähige PDF dem Interessierten kostenfrei und aktuell (Stand 3/2013) zur Verfügung stehen[207]. Neben Privatpersonen können auch Anbieter im Gesundheitswesen größere Mengen der Informationsbroschüren bei der Deutschen Krebshilfe anfordern und diese dann auslegen oder an Interessierte übergeben. Als weitere Anbieter dienen aber auch Selbsthilfegruppen wie die Deutsche ILCO – Selbsthilfeorganisation für Stomaträger und Menschen mit Darmkrebs[208] und andere, die über den Krebsinformationsdienst in Heidelberg ihre Broschüren und Informationsblätter anbieten[209].

Aber auch die Krankenkassen, z.B. die Techniker Krankenkasse[210], informieren ihre Mitglieder und deren Angehörige in Druckform und mittels downloadfähiger PDF aus dem Internet über das Thema Darmkrebs, insbesondere im Zusammenhang mit der gesetzlich durchgeführten Vorsorge.

Die Pharmaindustrie, z.B. Roche Pharma[211], bietet eine ganze Palette von gedruckten und als PDF beziehbaren Informationsbroschüren, insbesondere natürlich zum Thema der medikamentösen Tumortherapie.

---

[207] krebshilfe.de/wir-informieren/material-fuer-betroffene/blaue-ratgeber.html: Darm krebs, Stand 3/2013.
[208] ilco.de/darmkrebs
[209] krebsinformationsdienst.de/wegweiser/broschueren/darmkrebs.php
[210] tk.de/centaurus/servlet/contentblob/197958/Datei/1744/TK-Broschuere-Darmkrebs-Frueherkennung.pdf
[211] roche.de/pharma/indikation/onkologie/darmkrebs/5000.html

Darüber hinaus bieten Leistungsanbieter, vor allem die Kassenärztlichen Vereinigungen, z.B. in Bayern[212], entsprechendes Informationsmaterial. Im Übrigen erhalten alle Patienten, die im Rahmen von zertifizierten Darmkrebszentren behandelt werden, bei der Entlassung aus der stationären Behandlung eine Informationsmappe mit entsprechendem Informationsmaterial über die Weiterbehandlungsformen nach der Operation bei Dickdarmkrebs oder über die Vorbehandlung bei Mastdarmkrebs vor der Operation.

Radio/Rundfunk

Neben gelegentlichen Expertenbefragungen[213] werden in diesem Medium auch von den Krankenkassen unterstützte Informationen zum Darmkrebs angeboten, sogenannte Radio-O-Töne[214]. Insgesamt wird der Rundfunk als Informationsmedium für das Sachthema Darmkrebs nur gering eingesetzt.

Fernsehen

Arztserien im Sinne von Serien mit medizinischem Inhalt nehmen zwar im Fernsehen eine bedeutsame und tendenziell eher noch zunehmende Stellung ein (1998 pro Woche 64 Sendungen, Gesamtlänge 60 Stunden[215]; im Vergleich dazu 2013 nach Analyse des TV-Angebotes der Woche vom 19.-25.10.2013 in tv Hören & Sehen, Ausgabe 42, 130 Sendungen, Gesamtlänge 100 Stunden, Zuwachs somit in 15 Jahren ca. zwei Drittel). Allerdings ist der Anteil an Patienteninformationen 2013 (Analyse des TV-Angebotes der Woche vom 19.-25.10.2013 in tv Hören & Sehen, Ausgabe 42) mit 20 von 80 Stunden, also einem Viertel des Angebotes entsprechend, deutlich geringer als das Unterhaltungsangebot mit medizinischen Inhalten. Die Informationsangebote werden zusätzlich in den Online-Ausgaben der Fernsehsender in Mediatheken

---

[212] kvb.de/fileadmin/kvb/dokumente/Praxis/Infomaterial/GesundheitPraevention/KVB-Broschuere-Patienteninformation-Darmkrebsfrueherkennung.pdf

[213] gastro-theilmeier.de/index.php?cid=137&PHPSESSID=8b7152af6fb3cff335528e6c5b2c6e94

[214] aok-bv.de/presse/medienservice/ratgeber/index_10847.html

[215] STULZ, P.: *Live-Sendung chirurgischer Operationen im Fernsehen*, a.a.O., S.106.

angeboten[216], so dass ein zeitlich unabhängiger Zugang zu der Information ermöglicht wird.

Zunehmender Beliebtheit erfreut sich die Information von Besuchern von Leistungsanbietern mittels sogenanntem „Wartezimmer-Fernsehen“[217], hier konnten im Untersuchungszeitraum 2 Videoanbieter zum Thema Darmkrebs identifiziert werden.

Telefonische Informationen
Der führende Anbieter von Patienteninformation zum Thema Krebs ist in Deutschland der Krebsinformationsdienst des Deutschen Krebsforschungszentrums in Heidelberg über Telefon: 0800/4203040 oder E-Mail: krebsinformationsdienst@dkfz.de[218]. Der Krebsinformationsdienst ist seit 1986 Anlaufstelle für alle Fragen zu Krebs. Am Telefon, per E-Mail sowie in ergänzenden Sprechstunden in Heidelberg und Dresden beantwortet der Dienst Fragen von Ratsuchenden. Im Internet bietet der Krebsinformationsdienst aktuelles Wissen, Adressen, Linktipps und Hinweise auf Fachquellen. Im sozialen Netzwerk „Facebook“ vermittelt er aktuelle Nachrichten und lädt zur Diskussion ein. An diesem Anbieter kann man gut erkennen, dass zu dem ursprünglich Nur-Telefonangebot ein Präsenzangebot in 2 Universitätsstädten und ein Online-Angebot in sozialen Medien wie Facebook hinzugekommen ist.

Als weiterer Anbieter einer Telefonberatung dient die Deutsche Krebshilfe unter der Rufnummer 0228/7299095, per Post: Buschstraße 32, 53113 Bonn und über E-Mail: beratungsdienst@krebshilfe.de[219] sowie die Stiftung LebensBlicke, die eine Beratung zu Darmkrebsfrüherkennung unter der Rufnummer 0800/2244221 anbietet.

---

216 ardmediathek.de/das-erste/mittagsmagazin/neue-methode-bei-darmkrebs-operationen?documentId=17465234

217 tv-wartezimmer.de/pressedownload/Gesundheit-A-Z/darmkrebs/; invidis.de/2013/02/health-care-tv-wartezimmer-informiert-im-marz-uber-darmkrebs/

218 krebsinformationsdienst.de/wirueberuns.php

219 krebshilfe.de/wir-helfen/informations-und-beratungsdienst.html

Im Untersuchungszeitraum wurden mehrere Telefonsprechstunden mit Experten zum Thema Darmkrebs von Hilfsorganisationen und Leistungsanbietern wie Krankenhäusern und Zeitungen angeboten, z.B. in Marburg vom Deutschen Grünen Kreuz[220].

Plakate
Aktionen zur Früherkennung werden von verschiedenen Leistungsanbietern auch auf Plakatwänden außerhalb von Praxen und Kliniken, aber auch in deren Räumen durchgeführt, z.B. die „Ich geh dahin“-Plakataktion vom Bund der Niedergelassenen Gastroenterologen, der Kassenärztlichen Bundesvereinigung oder der Felix-Burda-Stiftung[221].

Anzeigen/Briefe/E-Mails
Die Versicherten werden heute von diversen Leistungserbringern mittels Anzeigen in Print- und Online-Medien, Briefen im Rahmen der gesetzlich verankerten Darmkrebsfrüherkennung vereinzelter Krankenkassen, z.B. Betriebskrankenkassen[222], elektronischer Post (E-Mails) sowie Informationsblättern bzw. Flyern[223] zur Darmkrebsfrüherkennung animiert.

Leitlinien/Vorträge
Patienten-Vorträge von Experten für Betroffene und Angehörige werden regelmäßig zum Beispiel bei Informationstagen von Darmzentren und Tagen der offenen Tür[224] von Leistungsanbietern wie Krankenhäusern zu diversen Aspekten des Themas Darmkrebs teils visualisiert mit Ausstellungen und begehbaren Darmmodellen[225] angeboten.

---

[220] dgk.de/marburg-gegen-darmkrebs.html
[221] ich-geh-da-hin.de/tl_files/ichgehdahin/Layout/ich-geh-da-hin300px.jpg; kbv.de/darmkrebs.html; felix-burda-stiftung.de/flyer-plakate/index.php?
[222] aerztezeitung.de/politik_gesellschaft/praevention/article/848743/darmkrebs-vorsorge-brief-maennern-ankommt.html
[223] felix-burda-stiftung.de/flyer-plakate/index.php?
[224] general-anzeiger-bonn.de/region/kreis-ahrweiler/remagen/Remagener-Klinik-oeffnet-ihre-Tueren-article1173050.html
[225] begehbare-organe.de/darmmodell.html

Leitlinien werden von Patienten selten im Arzt-Patienten-Gespräch angesprochen, sind aber frei zugänglich[226]. Die Fachgesellschaft DGHO bietet ihre Leitlinie bezüglich Darmkrebs (Kolonkarzinom) bisher nur für Ärzte[227], nicht aber – wie bei anderen Krebsentitäten – für Betroffene oder Angehörige in „Mein Onkopedia" an.

PATIENTENBEFRAGUNG

54 der an Darmkrebs erkrankten und aktiv mit Chemo-/Immuntherapie behandelten Patienten, entsprechend 14 % aller infusional behandelten Krebspatienten der Praxiskooperation Bonn-Euskirchen-Rheinbach, wurden über ihre Mediennutzung bei Darmkrebs mittels eines standardisierten Fragebogens befragt. Dabei wurden diese Fragebögen bewusst mit nach Hause gegeben, um die Patienten und deren Angehörigen bezüglich ihrer Mediennutzung bei Darmkrebs zu erfassen. 26 Patienten (59 %) haben die Fragebögen ausgefüllt und zurückgegeben, 18 Männer (im Mittel 67 Jahre, Spanne 48-76 Jahre) und 8 Frauen (68 Jahre, 58-83 Jahre respektive). 70 % der Patienten befand sich in kurzfristiger (bis 6 Monate, Spanne 1-6), 30 % in langfristiger Behandlung (länger als 6 Monate, 7-57 Monate respektive). 79 % hatten einen Ausbildungsberuf, 21 % eine akademische Ausbildung abgeschlossen.

Bezüglich der Bekanntheit von verfügbaren Medien zur Information bei Darmkrebs unterscheiden sich Patienten von ihren Angehörigen.

Während die Patienten Infobroschüren (20 %), Fernsehen (20 %) und Zeitschriften (17 %) auf den ersten 3 Plätzen angaben, sind den Angehörigen (nach Angaben der Patienten) gemäß den ersten 3 Nennungen Internet (35 %), Infobroschüren (15 %) und Bücher (10 %) vertraut (s. Grafik 1).

Auffallend ist die Angabe von 30 % fehlender Nutzung von Informationsquellen in den Massenmedien durch die Angehörigen der Patienten.

---

[226] awmf.org/leitlinien/detail/ll/021-007OL.html

[227] dgho-onkopedia.de/de/onkopedia/leitlinien/kolonkarzinom

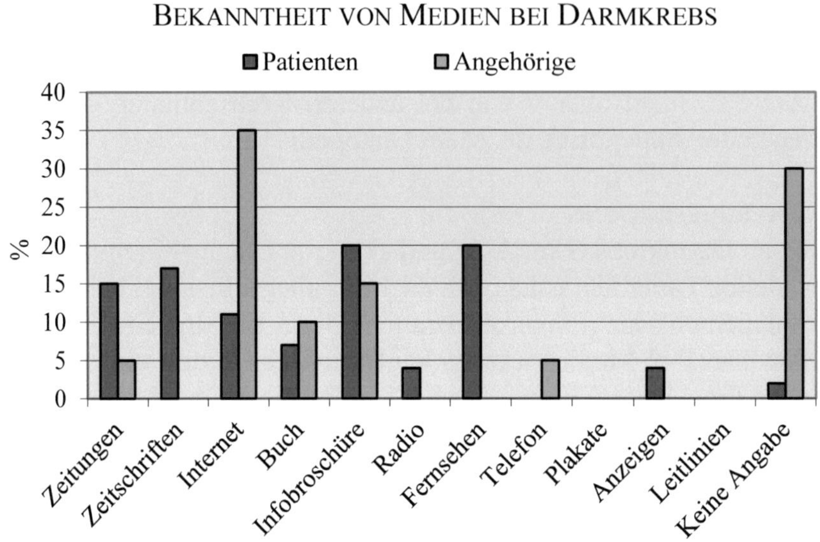

Grafik 1: Befragung zur Medienbekanntheit bei Darmkrebs

Bezüglich der Nutzung der Medien bei Darmkrebs durch die Patienten zur Erkennung der Erkrankung, bei Beginn der Behandlung der Erkrankung und bei längerem Behandlungsverlauf (über 6 Monate) ergaben sich keine bedeutsamen Unterschiede im Verlaufe der Zeit (s. Grafik 2). Fernsehen (15 %), Infobroschüren (14 %), Zeitungen (12 %) und Zeitschriften (12 %) wurden an den ersten Stellen genannt. Auffällig ist das zunehmende Desinteresse an der Mediennutzung zur Information über Darmkrebs im Laufe der Erkrankung (Erkennung 14 %, Behandlungsbeginn 29 %, länger als 6 Monate 37 %) (siehe Grafik 2)

Bezüglich der genutzten Onlineformate werden gemäß Patientenbefragung von Darmkrebspatienten Homepages (75 %) von neutralen Anbietern, Krankenkassen, Pharmafirmen und Beratungshotlines favorisiert. Weniger häufig werden soziale Netze durch die im Mittel 70jährigen genutzt. Zunehmender Beliebtheit erfreuen sich Patienteninformationsvideos auf YouTube (13 %) und Diskussionsforen in sogenannten Chatrooms (12 %).

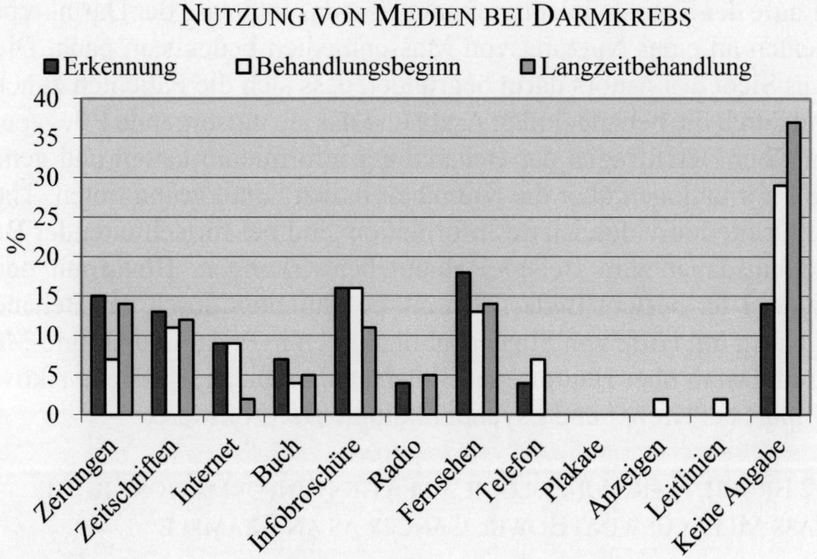

Grafik 2: Befragung zur Mediennutzung im Verlauf der Erkrankung

DISKUSSION

Das Angebot der Massenmedien zur Patienteninformation bei Darmkrebs ist vielfältig und umfasst zunehmend neben den Printmedien auch die Online-Medienformate im Internet sowie die Online-Datenbanken der Printmedien.

Die an Darmkrebs erkrankten und sich in einer aktiven Behandlung befindlichen Patienten sind im Mittel ca. 70 Jahre alt und diesen neuen Entwicklungen noch relativ zurückhaltend gegenüber.

Allerdings finden auch Homepages und zunehmend auch Video-Filme im Internet sowie Diskussionsforen unter den Darmkrebspatienten ihre Nutzer. Demgegenüber nimmt die Generation der Kinder und Enkel dieser Darmkrebspatienten die neuen Online-Möglichkeiten an. Insgesamt spiegelt sich diese Zunahme der Online-Mediennutzung in der Abnahme der Auflagen der Printmedien-Formate.

Im Laufe der Krankheitsentwicklung lässt das Interesse der Darmkrebspatienten an einer Nutzung von Massenmedien bedeutsam nach. Dies ist aus Sicht des Autors darin begründet, dass sich die Patienten zunehmend durch die behandelnden Ärzte und das sie umsorgende Pflegepersonal über Detailfragen der Behandlung informieren lassen und generelle Informationen über die Krankheit in den Hintergrund treten. Themen für die individualisierte Information sind bei fortschreitender Behandlungsdauer zum Beispiel Hautnebenwirkungen, Blutarmut oder Fatigue. Hier besteht Bedarf, Darmkrebspatienten durch das Behandlungsteam mit Hilfe von Sonderpublikationen in Print- und Online-Medien im Detail über Hautpflege, Blutersatztherapie, körperliche Aktivität (Sport bei Krebs) und Psychoonkologie zu informieren.

6.1.2 Bruch, H.-R.: Oncological Patient Informations in the Mass Media uswing Bowel Cancer as an Example[228]

Zusammenfassung

Das vielfältige Angebot an Information über Darmkrebs wird von Patienten und deren Angehörigen aufgrund unterschiedlicher Lebensalter und deren Medien-Sozialisation unterschiedlich genutzt. Die Patienten nutzen überwiegend Fernsehen und Printmedien, die Angehörigen überwiegend Internet und Printmedien. Die Bedeutung der generellen Information in Massenmedien über die Erkrankung Darmkrebs nimmt für die Patienten im Laufe der Erkrankung bedeutsam ab und wird durch die spezifische Detailinformation des Behandlungsteams ersetzt. Es besteht Bedarf, durch Sonderpublikationen in Print- und Online-Medien das Behandlungsteam im Laufe einer fortschreitenden Behandlungsdauer von Darmkrebspatienten zu unterstützen, z.B. mit Informationen zu Hautnebenwirkungen, Blutarmut oder Fatigue.

[228] Bruch, H.-R.: *Oncological Patient Informations in the Mass Media using Bowel Cancer as an Example*. – In: Groth, K.U., Schreiber, R. (Hg.): *Scientia Nova. Das interdisziplinäre Wissenschaftsmagazin.* – Band 18(2014)43-58, Ludwigshafen: Marosi Verlag.

ABSTRACT
The wide range of information about bowel cancer is used differently by patients and their families on account of their different ages and media socialisation. The patients themselves mainly use television and the printed media, the relatives mainly internet and the printed media. The importance of general information about bowel cancer in the mass media declines for the patient as the disease progresses and is replaced by specific detailed information from the treatment team. There is a need to support the treatment team by means of special publications in printed and online media during the course of treatment regarding the information gathered from bowel cancer patients, for example regarding dermatological side effects, anaemia or fatigue.

INTRODUCTION

In oncology, patient information serves to inform non-medical people suffering from cancer, and their relatives. This information is designed to help both groups understand the cancer from the point of view of its symptoms and to classify examination and treatment options offered by both medical and non-medical service providers, and to choose or reject these. Patient information should warn of the benefits, risks and undesirable effects, but also of any useless, superfluous and damaging measures. Since cancer is a mass phenomenon in the industrialised world, information on the topic is found in a range of media. In addition to printed media such as newspapers, magazines, books, information leaflets, mailings and posters, digital formats are increasingly being offered and used on the internet, emails, television, radio and telephone. The aim of this paper is to put into context the use of these mass media by those affected and their relatives at an oncological practice with three locations in the Cologne/Bonn area (Bonn, Euskirchen, Rheinbach), using the example of bowel cancer.

MATERIAL AND METHODS

The mass media offering information on bowel cancer were examined from 01.10.2013 to 30.10.2013. They comprised newspapers, magazines, internet, books, information brochures, radio, television, telephone information, posters, advertisements/letters/emails and guidelines/talks.

The use of these mass media formats by those affected was also analysed (the offer). On the one hand, data on the formats available were systematically collected and, on the other, patients and relatives were asked in a survey about their subjective use and the significance for the diagnosis and treatment. In a patient survey carried out by the Bonn-Euskirchen-Rheinbach specialist oncology practice, which from an oncological point of view caters for approximately 250,000 people in the Cologne/Bonn area, 54 patients suffering from bowel cancer being actively treated with chemotherapy/immunotherapy were asked, in a standardised questionnaire, about their use of the media for gathering information regarding bowel cancer.

RESULT

The patient information on offer regarding bowel cancer was collected from different categories, namely newspapers, magazines, internet, books, information brochures, radio, television, telephone, posters, advertisements and guidelines.

Newspapers

In the national daily newspapers bowel cancer is dealt with in the main editions, supplements and online editions with information for patients and relatives (BILD, archive search: n=320; FAZ, Frankfurter Allgemeine Zeitung: archive n=133; Die Welt: archive n=243). A large proportion of the articles comprise reports in the business and stock exchange sections of the newspapers, where the results of new studies on medication and therapy procedures are reported on. On account of the size of the circulation (BILD 2.5 million; FAZ 330,000; WELT 225,000), these newspapers represent, numerically, significant sources of information on bowel cancer. However, the circulation of the newspapers has gone down enormously in the last two decades (BILD from

5 million to 2.5 million daily), so that the significance of these media is on the decline.

In the regional newspapers (e.g. Generalanzeiger Bonn, circulation 73,000: archive search n=5) the topic of bowel cancer is given little coverage, and then usually as a reminder to the public about patient information days held by service providers, or advertising a special telephone consultation hour offered by the daily newspaper. It is noteworthy that the regional newspapers – in contrast to the nationals, which act independently – have been collecting their articles in an online archive since 1983 (genios.de). No fewer than 37,000 entries are related in some way to bowel cancer. By means of an easy-to-use search function via key words, and by arranging according to publication date, the reader can quickly find information on detailed topics such as "bowel cancer and screening". In this medium, there is a good correlation between up-to-date information in the printed media and the information database, built up from regional newspaper articles, so that the information is quickly available and is available beyond the current issue.

Magazines

In the weekly news magazines such as Focus (archive search: n=723) and Spiegel (archive search: n>100) the topic of bowel cancer is regularly dealt with, covering such aspects as diagnostics, treatment, aftercare, nutrition, and reports of well-known people who have bowel cancer. With circulations of over 500,000 (Focus) and approx. 900,000 (Spiegel) these news magazines have a wide readership. Sales, however, have gone down significantly since 1998 – Focus 32 % and Spiegel 15 %. As a result, the online offer of these media, including the archive searches on interesting topics, is becoming increasingly important. Here, too, people are using the printed news magazine in conjunction with an online issue and an online archive.

In magazines which come out weekly, fortnightly, monthly or quarterly, the so-called tabloids or "yellow press" (yellow journalism, circulation

21 million, of which 9 million are weekly) and which comprise, in particular, women's magazines and men's health magazines, bowel cancer is mostly dealt with from the point of view of recommendations on nutrition and early recognition, but is also discussed with reference to well-known people affected by cancer. In a random sample taken on 26.10.2013 the yellow press magazines displayed in a large supermarket were screened for the term bowel cancer. In 136 newspapers, only once was the term bowel cancer mentioned (in "lifeline"[229]) and that was in an article concerning "Check-up, when do I have to go to the doctor's, 20 symptoms A-Z". Under the rubric "Diarrhoea", along with inflammatory bowel disease and overactive thyroid, bowel cancer was listed as a possible, even if somewhat rare, cause, without giving any further clarification. In the copy of "Freizeit aktuell", also on display, 10th November 2013 issue, there is a "Big Extra: Recommended by Specialist Doctors: The 28 best screening tests for a long life". This report contains no mention whatsoever of bowel cancer screening, not even by means of the FOB test, let alone coloscopy screening as a standard procedure[230]. Only on rare occasions does the yellow press include information on bowel cancer screening given by experts, e.g. as part of pharmacy magazines[231] for the patient (Apothekenumschau: n=74) and for specialist staff (DAZ: n=277). Whether this is due to a lack of demand, given a figure of under 20 % for people who take advantage of endoscopic bowel cancer screening, the "unsavoury" preparatory measures with the laxative drink, or the embarrassing endoscopic examination procedure, is a moot point.

As regards not publishing factual patient information, the women's magazines do not differ from the men's health magazines. This is also valid for the online issues of these yellow press formats (archive sample target group women – Gala: n=18, Freundin: n=8, Brigitte: n=13, Maxi Wunderweib: n=11, Women's Health: n=6, Cosmopolitan: n=5, Fem:

[229] *lifeline*. – Herbst 1-2013, S. 34f.
[230] *Freizeit aktuell*. – 10. November 2013, S. 63ff.
[231] BRUCH, H.-R.: *Vorsorgekoloskopie*. – Vive 03, 2013, 62-63; deutsche-apotheker-zeitung.de

n=4, AMICA: n=3, JOY: n=1, Für Sie: n=0, Petra: n=0; target group men – Men's Health: n=8).

A significant exception to this is "Bunte". Felix Burda, born on 25th November 1967, the son from editor Hubert Burda's first marriage, died of bowel cancer at the end of January 2001. As a consequence, the Felix Burda Stiftung[232] (Felix Burda Foundation) commits to bowel cancer screening and awareness of the illness by, amongst other things, including various articles in "Bunte" (archive sample n=119, weekly circulation 562,666).

Internet

The internet offers a wide range of information on bowel cancer, predominantly via the homepages of service providers (mostly doctors cooperating with bowel centres[233], hospitals[234], and the pharmaceuticals industry[235]). In addition, there are the self-help groups[236], independent advice services[237], survey hotlines[238] and internet databases containing information which the patient can understand[239]. Nearly all printed media have a web site or present their information as a PDF which can be downloaded.

In addition to digital-written media, video portals such as YouTube (archive sample n=2.180) and others[240] are becoming increasingly popular on the internet regarding patient information on bowel cancer. Even the most up-to-date scientific information is made available here, prepared in way that the patient can understand, some by non-experts, some by

232 felix-burda-stiftung.de
233 idzb.de/
234 chi.charite.de/behandlung/krebserkrankungen/darmkrebs/; darmzentrum-bonn.de/Diagnose_Darmkrebs.htm
235 darmkrebszentrale.de/serviceseite/hilfreiche-adressen-und-links. – Hrsg. Roche
236 ilco.de; dccv.de
237 onkologie-aspekte.de
238 krebsinformation.de
239 Uptodate.com
240 Youtube.com; onkologie-aspekte.de

cancer sufferers, and some by experts on the subject from the medical profession.

The lay network Wikipedia[241] expressly impresses – and rightly so – upon the reader the necessity of verifying internet-based information by using common sense or by consulting medical experts: "Contributions may be wrong and may include recommendations detrimental to health".

Social media such as Facebook (10 groups with approx. 200 members) have so far not given much coverage to the topic, probably on account of the young age of the users. On the other hand, service providers are networked in social media (archive sample based on key words "bowel cancer": XING: n=52, LinkedIn: n=17, Twitter: n=5).

Discussion fora, such as chat rooms, provide an important and regular opportunity for those already affected with bowel cancer to exchange information with other sufferers and with experts[242]. In addition to exchanging information directly in the chat room, these question and answer sessions take place via phone, television or telephone consulting slots organised by newspapers. Some of these are then uploaded into the internet in the form of a report.[243]

Books
Information for patients with bowel cancer on topics such as nutrition, screening, and treatment is available in various self-help books in local and online bookshops (Amazon: n=192, Lehmanns: n=79, Thalia: n=38). What is striking in this respect is the very varied range available from online bookshops.

---

[241] wikipedia.org/wiki/Wikipedia:Hinweis_Gesundheitsthemen

[242] krebs-kompass.org; qualimedic.de/alle_sprechstunden.html

[243] bild.de/ratgeber/gesundheit/darmkrebs/live-sprechstunde-mit-krebs-experten-11566778.bild.html; extern1.mz-web.de/mz-mec/chatProtocol.do?action=show&topicId=246&1268385331132; http://www.ndr.de/fernsehen/sendungen/visite/chat/chatdarmkrebsvorsorge101.html

Information Brochures

As regards patient information, the German Cancer Aid [Deutsche Krebshilfe] brochures are widely used and are available in print or as a download (PDF). They are supported by the medical profession, are free of charge, and are up-to-date (as at 3/2013)[244]. In addition to private individuals, health service providers can request larger numbers of brochures from Deutsche Krebshilfe and can put them out on display or give them out to those interested. Further providers are, for example, self-help groups such as the Deutsche ILCO – a self-help organisation for stoma patients and people with bowel cancer[245] – and others who offer their brochures and flyers via the cancer information service in Heidelberg[246]. The health insurance companies e.g. the technical workers' health insurance scheme [Techniker Krankenkasse][247] informs its members and their relatives about the disease – with particular reference to the statutory screening program – by means of printed and PDF files which can be downloaded from the internet.

The pharmaceuticals industry, e.g. Roche Pharma[248], offers a whole range of printed and PDF information brochures, in particular, as one would expect, on the topic of medicinal tumour therapy. Other service providers, especially the panel doctors' associations, in Bavaria for instance[249], also offer appropriate information material. Apart from that, all patients who are treated at a certified bowel cancer centre are given, on being discharged from an in-patient stay, an information folder with appropriate information material on treatment following colon cancer surgery or treatment prior to surgery for rectal cancer.

---

244 krebshilfe.de/wir-informieren/material-fuer-betroffene/blaue-ratgeber.html: Darm krebs, Stand 3/2013.

245 ilco.de/darmkrebs

246 krebsinformationsdienst.de/wegweiser/broschueren/darmkrebs.php

247 tk.de/centaurus/servlet/contentblob/197958/Datei/1744/TK-Broschuere-Darmkrebs-Frueherkennung.pdf

248 roche.de/pharma/indikation/onkologie/darmkrebs/5000.html

249 kvb.de/fileadmin/kvb/dokumente/Praxis/Infomaterial/GesundheitPraevention/KVB-Broschuere-Patienteninformation-Darmkrebsfrueherkennung.pdf

Radio

As well as occasional ask-an-expert sessions[250] this medium also provides information on bowel cancer, with original sound tracks [Radio-O-Töne][251], again with the support of the health insurance companies. On the whole, however, as an information medium for bowel cancer, radio does not provide much coverage.

Television

Doctors' TV series, i.e. series with a medical content, are on the increase, significantly so, and the trend is continuing (64 programmes per week in 1998, a total duration of 60 hours[252] compared to 130 broadcasts, total duration 100 hours in 2013 – as shown by an analysis of the TV programmes during the week 19.10.-25.10.2013 in the magazine "tv Hören & Sehen" No. 42). This is an increase of about two thirds over a period of 15 years. However, the proportion of specific patient information in 2013 (analysis of TV programmes during the week 19.10.-25.10.2013 in "tv Hören & Sehen" No. 42) is only a quarter of the whole viewing time – 20 out of 80 hours – and is significantly less than the proportion of normal entertainment in programmes with a medical content. This information is also obtainable in the online editions of the TV channels in media libraries[253], so that the information is accessible at any time.

Those people going to the surgeries of service providers benefit from the increasing popularity of so-called "waiting room TV" [Wartezimmer-Fernsehen][254]. During the period covered by this investigation, we were able to identify 2 sources offering videos showing films on the topic of bowel cancer.

---

[250] gastro-theilmeier.de/index.php?cid=137&PHPSESSID=8b7152af6fb3cff335528e6c5b2c6e94

[251] aok-bv.de/presse/medienservice/ratgeber/index_10847.html

[252] STULZ, P.: *Live-Sendung chirurgischer Operationen im Fernsehen*, a.a.O., S.106.

[253] ardmediathek.de/das-erste/mittagsmagazin/neue-methode-bei-darmkrebs-operationen?documentId=17465234

[254] tv-wartezimmer.de/pressedownload/Gesundheit-A-Z/darmkrebs/; invidis.de/2013/02/health-care-tv-wartezimmer-informiert-im-marz-uber-darmkrebs/

Telephone Information
The leading provider of patient information in Germany on the subject of cancer is the cancer information service at the cancer research centre in Heidelberg [Krebsinformationsdienst des Deutschen Krebsforschungszentrums in Heidelberg], Tel. 0800-4203040 or email: krebsinformationsdienst@dkfz.de[255]. Since 1986 the cancer information service has been the place to go for all questions on cancer. The service answers questions put by those seeking advice by telephone, email, and during complementary consultation hours in Heidelberg and Dresden. On the internet, the cancer information service provides up-to-date information, addresses, tips on links, and cites specialist sources. The social network “Facebook“ posts current news and invites discussions. From this it can be seen that, in addition to the telephone-only service, there are services in 2 university towns and an online service social medium such as Facebook.

A further provider of telephone advice is German Cancer Aid [Deutsche Krebshilfe], obtainable on 0228-7299095, by email: beratungsdienst@krebshilfe.de or by post[256] and “LebensBlicke” [Stiftung LebensBlicke], a foundation which offers advice on the early diagnosis of bowel cancer on 0800-2244221.

In the period covered by this investigation, several aid organisations, service providers such as hospitals, and newspapers, offered telephone consultations with experts on the subject of bowel cancer, e.g. the German Green Cross [Deutsches Grünes Kreuz] in Marburg[257].

Posters
Early diagnosis campaigns are carried out by various service providers on notice boards outside doctors’ practices and hospitals and also inside their surgeries, e.g. by the Association of Gastroenterologists [Bund der Niedergelassenen Gastroenterologen] with the slogan “I’m going”

[255] krebsinformationsdienst.de/wirueberuns.php
[256] krebshilfe.de/wir-helfen/informations-und-beratungsdienst.html
[257] dgk.de/marburg-gegen-darmkrebs.html

["Ich geh dahin"] on their poster campaign, the National Association of Statutory Health Insurance Physicians [Kassenärztlichen Bundesvereinigung] or the Felix Burda Foundation [Felix-Burda-Stiftung][258].

Advertisements/letters/emails
Several insurance service providers try to persuade their members to go to early diagnosis sessions for bowel cancer by means of advertisements in printed and online media or via letters as part of the national system established for the early diagnosis of bowel cancer run by some health insurance schemes, e.g. occupational health insurance schemes[259], or by electronic post (emails) or information sheets such as flyers[260].

Guidelines/Talks
Patient talks given by experts for those affected and their relatives are regularly offered for example, in the form of information days at bowel centres and open days[261]. They are organised by service providers such as hospitals and deal with various aspects of bowel cancer, sometimes visually in the form of displays and walk-in models of the bowel.[262]

During doctor-patient conversations patients seldom speak about guidelines. They are, however, freely available[263]. The specialist association DGHO [German Association for Haematology and Oncology] has offered guidelines on bowel cancer (colon cancer) only to doctors[264] so far, and not – as in the case of other cancers – to patients and their relatives in "Mein Onkopedia" [My Oncology Encyclopaedia].

---

[258] ich-geh-da-hin.de/tl_files/ichgehdahin/Layout/ich-geh-da-hin300px.jpg; kbv.de/darmkrebs.html; felix-burda-stiftung.de/flyer-plakate/index.php?
[259] aerztezeitung.de/politik_gesellschaft/praevention/article/848743/darmkrebs-vorsorge-brief-maennern-ankommt.html
[260] felix-burda-stiftung.de/flyer-plakate/index.php?
[261] general-anzeiger-bonn.de/region/kreis-ahrweiler/remagen/Remagener-Klinik-oeffnet-ihre-Tueren-article1173050.html
[262] begehbare-organe.de/darmmodell.html
[263] awmf.org/leitlinien/detail/ll/021-007OL.html
[264] dgho-onkopedia.de/de/onkopedia/leitlinien/kolonkarzinom

PATIENT INTERVIEWS

By means of a standardised questionnaire, 54 of those patients with bowel cancer who are being actively treated with chemotherapy/ immunotherapy – which corresponds to 14 % of all cancer patients treated with infusions – at the Praxiskooperation Bonn-Euskirchen-Rheinbach were asked about their media use regarding bowel cancer. The questionnaire was deliberately given to the patients to take home and answered there, so as to collect data from both bowel cancer patients and their relatives with regard to their media use in respect of bowel cancer. 26 patients (59 %) filled in the questionnaire and returned it, 18 men (mean age 67 years old, age range 48-76 years), 8 women (mean age 68 years old, age range 58-83 years). 70 % of the patients were in the short term (up to 6 months, range 1-6), 30 % in long-term treatment, longer than 6 months (7-57 months respectively). 79 % had learned a trade, 21 % had an academic background.

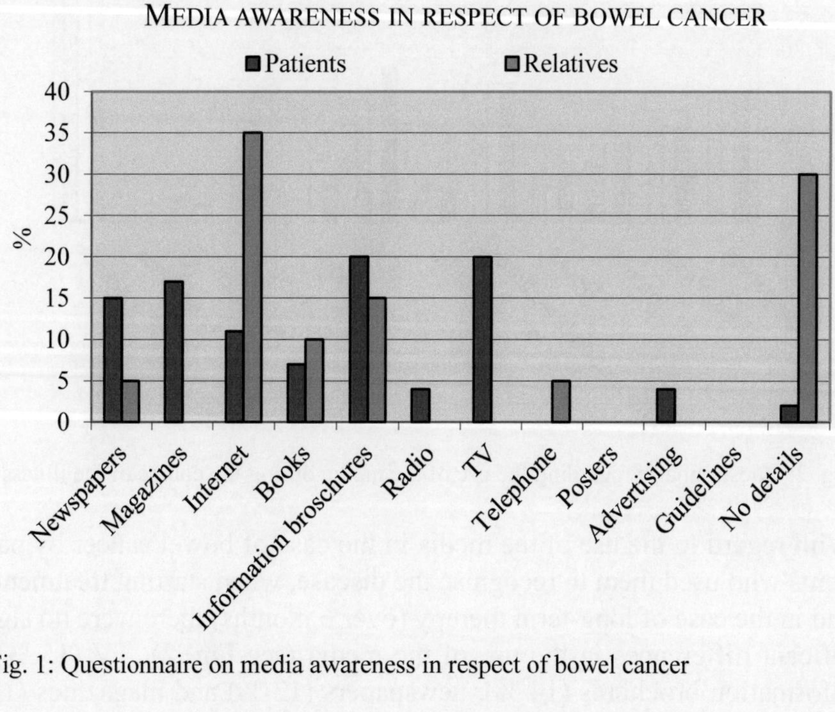

Fig. 1: Questionnaire on media awareness in respect of bowel cancer

Patients and their relatives differed with regards to their awareness of available media for obtaining information on bowel cancer.

Patients placed information brochures (20 %), TV (20 %) and magazines (17 %) in their first 3, relatives (according to details supplied by the patients) informed themselves via the internet (35 %), information brochures (15 %) and books (10 %) (see Fig. 1). What is noticeable is that 30 % of the patient's relatives report no use of information sources in the mass media.

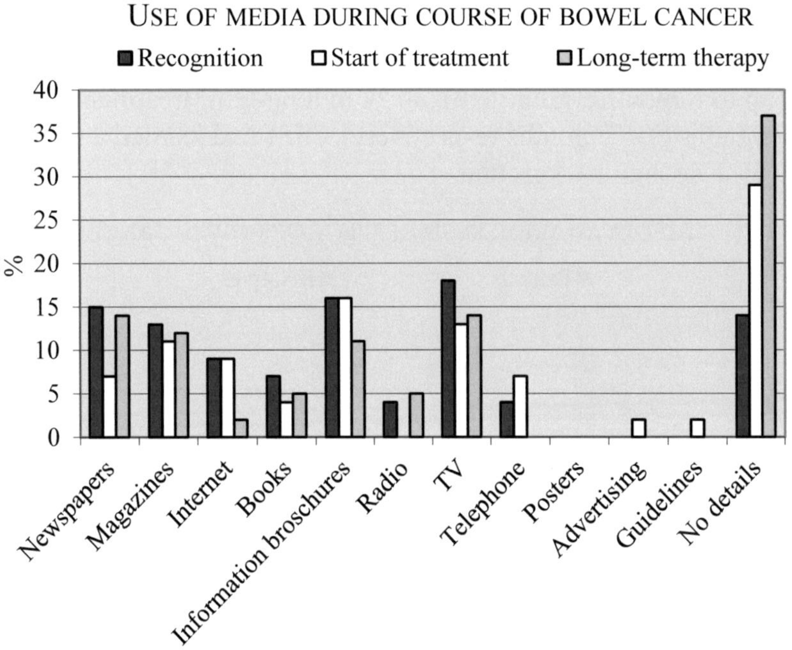

Fig. 2: Questionnaire regarding the use of the media during the course of the illness

With regard to the use of the media in the case of bowel cancer by patients who used them to recognise the disease, when starting treatment, and in the case of long-term therapy (over 6 months) there were no significant differences in the use of the media (see Fig. 2). TV (15 %), information brochures (14 %), newspapers (12 %) and magazines (12 %) were named as the most often used. It is interesting to note the level of disinterest in the media use of information on bowel cancer during the course of the disease (recognition 14 %, start of therapy 29 %, longer than 6 months 37 %).

Patients with bowel cancer who returned the questionnaires favoured the web sites (75 %) of neutral providers, pharmaceutical companies, and advice hotlines. Social networks are less frequently used by the mid-seventy range. Increasingly popular are patient information videos on YouTube (13 %) and discussion fora in chat rooms (12 %).

DISCUSSION

The offer in the mass media regarding patient information on bowel cancer is very wide and increasingly comprises, in addition to the printed media, online media formats on the internet and the online databases of the printed media.

Those patients with bowel cancer who are undergoing active therapy are on average 70 years old and are relatively reticent as regards new developments. However, among bowel cancer patients, some use is made of web sites and video films on the internet and discussion fora. In contrast, the generation of the relatives, in the form of children and grandchildren of the cancer patients, accept and use the new online provision. Overall, this increase in the use of online media use mirrors the decrease in the circulation of printed media.

The bowel cancer patient's use of the mass media decreases significantly during the course of the disease. In the opinion of the author this is because patients rely, for detailed information on their treatment, increasingly upon the doctor treating them and the nursing staff, and because general information on the illness becomes less important. Topics for more individualised information as the treatment progresses are e.g. the dermatological side effects, anaemia or fatigue. Here, there is a need to give bowel cancer patients detailed information, via the treatment team, with the help of special publications in the printed and online media, on the topics of skin care, blood substitution therapy, physical activity (sport with cancer) and psycho-oncology.

6.1.3 BRUCH, H.-R.: PATIENTENINFORMATION IN MASSENMEDIEN WIE DEM INTERNET BEI HORMONABHÄNGIGEN UND HORMONUNABHÄNGIGEN KREBSARTEN[265]

JELClass: L86

Stichworte: Patienteninformation; Krebs; Hormone; Massenmedien; Internet
Key words: Patient information; Cancer; Hormones; Mass media; Internet

ZUSAMMENFASSUNG
Die Mediennutzung in Form von Patienteninformation aus dem Internet ergänzt zunehmend bei hormonabhängigen Krebsformen wie Brust- und Prostatakrebs, aber auch bei hormonunabhängigen Krebsformen wie Darm- und Lungenkrebs die Arzt-gestützte Patienteninformation für die Patienten und deren Angehörige. Allerdings ist ein stärkeres Bedürfnis hiernach bei den hormonabhängigen als bei den hormonunabhängigen Krebsarten zu erkennen. Die hormonabhängigen Tumorpatienten sind mehrheitlich interessierter an einem zusätzlichen kommunikativen Austausch mit Betroffenen im Sinne einer Ergänzungs-Kompetenz für ihre eigene Krankheit als Ergänzung der beruflich-motivierten Angebote der Leistungserbringer aus Medizin und Pflege.

SUMMARY
The physician-based patient information is increasingly being supplemented by the use of media in the form of patient information from the Internet in patients with hormone-dependent cancers, such as breast and

[265] BRUCH, H.-R.: *Patienteninformation in Massenmedien wie dem Internet bei hormonabhängigen und hormonunabhängigen Krebsarten.* – Wissenschaftszeitschrift 6(2014), im Druck.

prostate cancer, but also for patients suffering from hormone-independent cancers, such as colon and lung cancer, and their relatives. However, a greater need of patient information by Internet-based formats can be seen in the hormone-dependent as in hormone-independent cancers. The hormone-dependent tumor patients are still interested in a communicative exchange with affected patients of their cancer types in terms of a supplementary competence for their own illness to complete the professionally-motivated offers of the services in medicine and nursing.

EINLEITUNG

In der Onkologie dient die Patienteninformation zur Information für von einer Krebskrankheit betroffene medizinische Laien und deren Angehörige. Diese soll beiden Gruppen helfen, die Krebskrankheit bezüglich ihrer Symptome, der Untersuchungs- und Behandlungsmöglichkeiten einschließlich medizinischer und nicht-medizinischer Leistungserbringer zu verstehen, einzuordnen und auszuwählen oder abzulehnen. Über Nutzen, Risiken und unerwünschte Wirkungen, aber auch vor nutzlosen, überflüssigen und schädlichen Maßnahmen sollen die Patienteninformationen informieren bzw. warnen.

Da Krebskrankheiten in der industrialisierten Welt ein Massenphänomen darstellen, findet die Information hierüber in diversen Publikationsmedien statt. Neben Printmedien wie Zeitungen, Zeitschriften, Büchern, Infobroschüren, Mailings, Plakaten werden zunehmend digitale Formate in Medien wie Internet, E-Mailings, Fernsehen, Rundfunk und Telefon angeboten und genutzt.

Ziel der Arbeit ist, die Verwendung dieser Massenmedien, insbesondere der angebotenen Internet-Formate durch Betroffene und Angehörige am Beispiel der hormonabhängigen Krebsarten Brust- und Prostatakrebs bzw. der hormonunabhängigen Krebsarten Darm- und Lungenkrebs in einer onkologischen Praxiskooperation mit 3 Standorten im Großraum Köln/Bonn (Bonn, Euskirchen, Rheinbach) in den Kontext des vorhandenen Angebotes zu setzen.

Material und Methoden

Im Zeitraum 1.11.2013-30.11.2013 wurden die den Patienten mit den vier Diagnosen Darm-, Lungen-, Brust- und Prostatakrebs und deren Angehörigen zur Verfügung stehenden Patienteninformationen in Massenmedien aus der Kategorie Internet (Angebot) untersucht. Weiterhin wurde die Verwendung von Patienteninformationen aus Massenmedien, speziell der Internet-Formate, durch betroffene Patienten und deren Angehörige analysiert (Nachfrage).

Dabei wurden zum einen die vorhandenen Internet-Formate systematisch für die 4 Diagnosen erfasst und zum anderen die aktiv infusional behandelten Patienten und mit Hilfe dieser ihre Angehörigen in einer schriftlichen Umfrage bezüglich der Nutzung der Internetformate befragt. In einer Patientenbefragung der Onkologischen Schwerpunktpraxis Bonn-Euskirchen-Rheinbach, die ca. 250.000 Menschen im Großraum Bonn/Köln onkologisch versorgt, wurden 107 an den genannten Diagnosen erkrankte und aktiv mit Chemo-/Immuntherapie behandelte Patienten über deren Mediennutzung , insbesondere zur Patienteninformation im Internet, bei den genannten 4 Diagnosen mittels standardisiertem Fragebogen befragt. Durch Befragung der Patienten wurde auch das Nutzungsverhalten der Angehörigen ermittelt.

Ergebnis

Internet-Angebot

Das Angebot von Patienteninformationen zu Darm-, Lungen-, Brust- und Prostatakrebs in Massenmedien wurde bezüglich der Kategorie Internet erfasst. Das Internet bietet heute eine breite Palette von Angeboten zur Information über Krebs, überwiegend über Homepages von

Leistungsanbietern (Ärzte, überwiegend kooperierend in Organkrebszentren wie Darm-, Lungen-, Brust- und Prostatazentren[266], Krankenhäuser[267], Pharmaindustrie[268]). Daneben gibt es Angebote der Selbsthilfegruppen[269], unabhängiger Beratungsdienste[270], von Beratungsportalen[271] und im Internet verfügbare Datenbanken mit Patienten-gerechten Informationen.[272] Fast alle Printmedien haben darüber hinaus einen Online-Auftritt oder stellen ihre Informationen als PDF-Dateien herunterladbar ins Netz. Neben digitalen Schriftmedien erfreuen sich Video-Portale wie YouTube (Archivabfrage Darmkrebs n=2.180, Lungenkrebs n=3.770, Brustkrebs n=7.210, Prostatakrebs n=1370) und andere[273] zunehmender Beliebtheit im Internet zur Patienteninformation bezüglich Krebs. Selbst modernste wissenschaftliche Informationen werden hier zeitnah, teilweise durch Laien und Betroffene, teilweise durch Fachexperten aus der Ärzteschaft, Patienten-gerecht aufbereitet dargeboten.

Auf die Notwendigkeit des eigenständigen Seriositäts-Checks durch gesunden Menschenverstand oder Nachfrage bei ärztlichen Fachleuten bei Internet-basierten Informationen wird allerdings auch im Internet zu Recht gerade auch vom Laien-Netzwerk Wikipedia[274] eindrücklich hingewiesen: „Beiträge können falsch sein und möglicherweise gesundheitsgefährdende Empfehlungen enthalten."

---

[266] idzb.de/; malteser-lungenzentrum.de/; marien-hospital.com/klinik/brustzentrum/das-team-brustzentrum/; malteser-krankenhaus-bonn.de/01.Patienten/01.02.Fachbereiche_Zentren/Urologie/Prostatazentrum.htm

[267] chi.charite.de/behandlung/krebserkrankungen/darmkrebs/; darmzentrum-bonn.de/Diagnose_Darmkrebs.htm

[268] darmkrebszentrale.de/serviceseite/hilfreiche-adressen-und-links. – Hrsg. Roche.

[269] ilco.de; dccv.de

[270] onkologie-aspekte.de

[271] krebsinformation.de

[272] Uptodate.com

[273] YouTube.com; onkologie-aspekte.de

[274] wikipedia.org/wiki/Wikipedia:Hinweis_Gesundheitsthemen

Soziale Medien wie „Facebook" (Darmkrebs: 10 Gruppen mit ca. 200 Mitgliedern, Lungenkrebs: 7 Gruppen mit ca. 300 Mitgliedern, Brustkrebs: mehr als 20 Gruppen mit mehr als 10.000 Mitgliedern, Prostatakrebs: 0 Gruppen) haben in Abhängigkeit vom Tumortyp vollständig divergierende Mitgliederzahlen. Während Gruppen, die sich mit nicht-hormonabhängigen Tumoren (Darm- und Lungenkrebs) beschäftigen, eine überschaubare Mitgliederzahl haben, ist in den Gruppen, die sich mit hormonabhängigen Tumoren wie Brustkrebs beschäftigen die Mitgliederzahl hoch. Nur die hormonabhängigen Prostatakrebs-Patienten bevorzugen die Kommunikation in geschlossenen Vereinigungen wie Selbsthilfegruppen, deren Termine dann aber teilweise über die sozialen Netze wie „Facebook" angekündigt werden.

Die Leistungsanbieter sind in beruflich orientierten sozialen Medien nur gering präsent (Archivabfragen für Stichwort „Darmkrebs": XING n=52, LinkedIn n=17, Twitter n=5; „Lungenkrebs": XING n=13, LinkedIn n=9, Twitter n=2; „Brustkrebs": XING n=171, LinkedIn n=48, Twitter n=9; „Prostatakrebs": XING n=18, LinkedIn n=13, Twitter n=3). Auffallend ist das 5-10fach höhere Angebot für Brustkrebs-Betroffene in Relation zu den nicht-hormonabhängigen Tumoren und die – dem privaten sozialen Netz „Facebook" bezüglich der Prostatakrebs-Patienten vergleichbare Zurückhaltung der Prostatakarzinom-Anbieter – in beruflichen sozialen Netzen.

Diskussionsforen wie sogenannte Chatrooms stellen demgegenüber eine häufige und für bereits von der Krankheit Krebs Betroffene durch Austausch mit anderen Betroffenen und Fachexperten[275] wichtige Möglichkeit des Erfahrungsaustausches in der Krisensituation dar. Neben direktem Austausch im Chatroom finden diese Fragen-Antwort-Gespräche auch via Telefon, im Fernsehen oder bei Telefonsprechstunden von Zeitungen statt und werden teilweise nachfolgend ins Internet in

[275] krebs-kompass.org; qualimedic.de/alle_sprechstunden.html; krebs-kompass.de/forumdisplay.php?f=21; brustkrebs-forum.com/; forum.prostatakrebs-bps.de/misc.php?do=showrules

Protokollform hochgeladen.[276] Auffallend ist das überwiegende Angebot von Chatrooms bei den hormonabhängigen Tumoren von Brust und Prostata durch Betroffene und deren Selbsthilfegruppen gegenüber den nur rudimentären Angeboten von Chatrooms bei den nicht hormonabhängigen Tumoren von Darm und Lunge.

Patientenbefragung – Nachfrage nach Information durch Patienten im Internet

82 der an hormonunabhängigem Darm- oder Lungenkrebs und 85 der an hormonabhängigem Brust- oder Prostatakrebs erkrankten und aktiv mit Chemo-/Immun-/Bisphosphonattherapie infusional behandelten Patienten, entsprechend 47% aller infusional behandelten Krebspatienten der Praxiskooperation Bonn-Euskirchen-Rheinbach, wurden über ihre Mediennutzung bei Darm-, Lungen-, Brust- und Prostatakrebs mittels eines standardisierten Fragebogens befragt. Dabei wurden diese Fragebögen bewusst mit nach Hause gegeben, um die Patienten und deren Angehörigen bezüglich ihrer Mediennutzung zu erfassen. 102 Patienten (61%) haben die Fragebögen ausgefüllt und zurückgegeben, davon 48 Patienten mit Darm- oder Lungenkrebs, 54 Patienten mit Brustkrebs (davon 3 Männer) oder Prostatakrebs. Insgesamt antworteten 56 Männer (im Mittel 65 Jahre, Spanne 45-78 Jahre) und 46 Frauen (63 Jahre, 57-84 Jahre respektive). 75% der Patienten befanden sich in kurzfristiger (bis 6 Monate, Spanne 1-6), 25% in langfristiger Behandlung (länger als 6 Monate, 6-62 Monate respektive). 82% hatten einen Ausbildungsberuf, 18% eine akademische Ausbildung abgeschlossen.

Bezüglich der Nutzung von verfügbaren Medien zur Information bei Krebs unterscheiden sich die Patienten der vier Krebsarten. Die hormonabhängigen Krebspatienten nutzen Internet häufiger (Brust 41, Prostata 19%) als die hormonunabhängigen Krebspatienten (Darm 10,

---

[276] bild.de/ratgeber/gesundheit/darmkrebs/live-sprechstunde-mit-krebs-experten-11566778.bild.html; extern1.mz-web.de/mz-mec/chatProtocol.do?action=show&topicId=246&1268385331132; ndr.de/fernsehen/sendungen/visite/chat/chatdarmkrebsvorsorge101.html

Lunge 14 %). Der Anteil der Angehörigen, die das Internet als Informationsmedium über Krebs ihrer betroffenen Familienmitglieder mit hormonabhängigen Tumore nutzen, ist mit 45% (Brust) bzw. 25% (Prostata) geringfügig höher als die der Patienten selbst. Ein ähnlicher Trend ist mit 15% (Darm) bzw. 20% (Lunge) bei den Angehörigen der Patienten mit nicht hormonabhängigen Tumorformen zu verzeichnen.

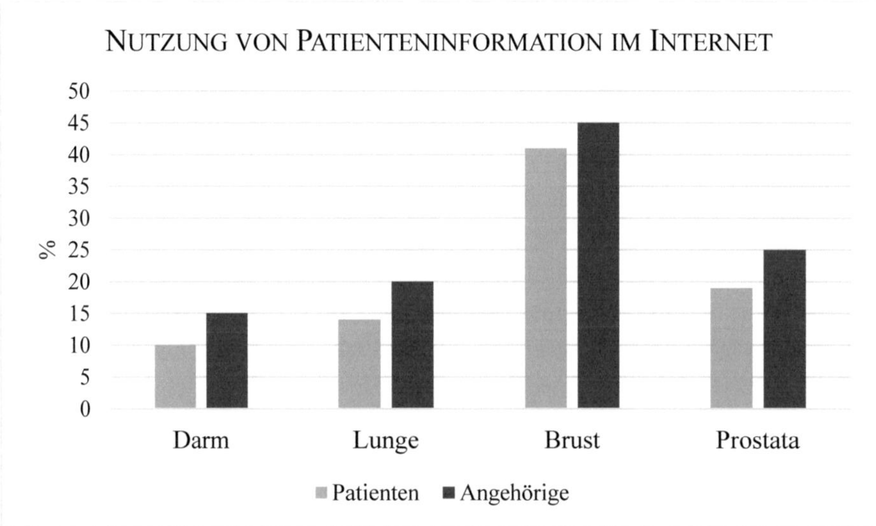

Grafik 1: Nutzung von Information zu Darm-, Lungen-, Brust- und Prostatakrebs im Internet durch Patienten und ihre Angehörigen

Bezüglich der genutzten Internet-Formate werden in der Befragung von Krebspatienten Homepages (Darm:Lunge:Brust:Prostata zu 75:80:55:60%) von neutralen Anbietern, Krankenkassen, Pharmafirmen und Beratungshotlines favorisiert. Allerdings besteht bei den hormonabhängigen Tumoren ein ausgeprägteres Kommunikationsbedürfnis im Internet in Diskussionsforen sogenannter Chatrooms (Darm:Lunge:Brust:Prostata 12:10:25:20). Weniger häufig werden soziale Netze durch Patienten mit hormonunabhängigen Tumoren (Darm/Lunge) als durch Brustkrebs-Patienten genutzt. Die Prostatakrebs-Patienten bewegten sich überwiegend in den geschlossenen Chatrooms ihrer Selbsthilfegruppen. Zunehmender Beliebtheit erfreuen sich

Patienteninformationsvideos auf YouTube (Darm:Lunge:Brust:Prostata 13:10:15:15%).

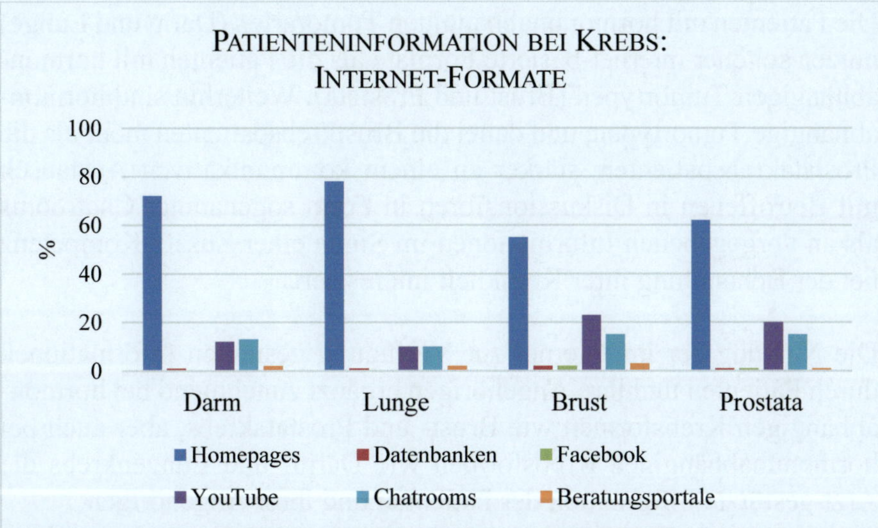

Grafik 2: Befragung zur Nutzung der Information von Internetformaten durch Patienten bei hormonabhängigen und nicht-hormonabhängigen Krebsarten

DISKUSSION

Das Angebot der Massenmedien zur Patienteninformation bei Krebs ist vielfältig und umfasst neben den noch immer favorisierten Printmedien wie Informationsbroschüren, Zeitungen und Zeitschriften auch die Online-Medienformate im Internet und – wenn auch seltener – die Online-Datenbanken der Printmedien.

Die in der vorstehenden Untersuchung befragten, an Krebs erkrankten und sich in einer aktiven Behandlung befindlichen Patienten sind im Mittel 64 Jahre alt und verhalten sich diesen neuen Entwicklungen gegenüber noch relativ zurückhaltend. Allerdings finden Homepages und Video-Filme im Internet sowie Diskussionsforen zunehmend unter den Krebspatienten ihre Nutzer. Demgegenüber nehmen Kinder- und Enkel-Generation dieser Krebspatienten die neuen Online-Möglichkeiten bereits stärker als die betroffenen Patienten dieser vier betrachteten Krebsarten selbst wahr und an.

Die Patienten mit hormonunabhängigen Tumorarten (Darm und Lunge) nutzen seltener internet-basierte Formate als die Patienten mit hormonabhängigen Tumortypen (Brust und Prostata). Weiterhin sind hormonabhängige Tumortypen, und dabei die Brustkrebspatienten mehr als die Prostatakrebspatienten, stärker an einem kommunikativen Austausch mit Betroffenen in Diskussionsforen in Form sogenannter Chatrooms als an vorgegebenen Informationen im Sinne einer Zusatz-Kompetenz bei der Behandlung ihrer Krankheit interessiert.

Die Nutzung der im Internet zur Verfügung gestellten Informationen durch Patienten und ihre Angehörigen ergänzt zunehmend bei hormonabhängigen Krebsformen wie Brust- und Prostatakrebs, aber auch bei hormonunabhängigen Krebsformen wie Darm- und Lungenkrebs die Arzt-gestützte Information der Patienten und ihrer Angehörigen.

Allerdings ist, wie erwartet, ein stärkeres Bedürfnis nach dieser Zusatz-Kompetenz bei den hormonabhängigen als bei den hormonunabhängigen Krebsarten zu erkennen. Die Patienten mit hormonabhängigen Tumoren sind darüber hinaus interessierter an einem kommunikativen Austausch mit Betroffenen als Ergänzung der Kompetenz zu den beruflich-motivierten Angeboten der Leistungserbringer aus Medizin und Pflege.

Als weitere bedeutsame Informationsquelle hat sich, allerdings unerwartet, das Videoportal YouTube in der vorstehenden Untersuchung gezeigt.

6.1.4 BRUCH, H.R.: PATIENT INFORMATION IN THE MASS MEDIA SUCH AS THE INTERNET ABOUT HORMONE-DEPENDENT AND HORMONE-INDEPENDENT CANCERS[277]

Key words: patient information; cancer; hormones; mass media; Internet

ZUSAMMENFASSUNG

Die Mediennutzung in Form von Patienteninformation aus dem Internet ergänzt zunehmend bei hormonabhängigen Krebsformen wie Brust- und Prostatakrebs, aber auch bei hormonunabhängigen Krebsformen wie Darm- und Lungenkrebs die ärztlichen Informationen für Patienten nebst deren Angehörigen. Allerdings ist ein stärkeres Bedürfnis hiernach bei den hormonabhängigen als bei den hormonunabhängigen Krebsarten zu erkennen. Die hormonabhängigen Tumorpatienten sind mehrheitlich interessierter an einem zusätzlichen kommunikativen Austausch mit Betroffenen im Sinne einer Ergänzungs-Kompetenz für ihre eigene Krankheit als Ergänzung der beruflich-motivierten Angebote der Leistungserbringer aus Medizin und Pflege.

SUMMARY

Patients and their relatives are increasingly supplementing physician-based patient information with information gained in the mass media in the form of the Internet. This applies not only to patients with hormone-dependent cancers such as breast and prostate cancer but also to patients suffering from hormone-independent cancers such as colon and lung cancer. However, the need for patient information via Internet-based formats is greater for the hormone-dependent cancer patients than for the hormone-independent cancer patients. The majority of hormone-dependent tumour patients are more interested in an additional communicative exchange with other affected patients with their cancer type so as

[277] BRUCH, H.-R.: *Patient Information in the Mass Media such as the Internet about Hormone-dependent and Hormone-independent Cancers.* – In: GROTH, K.U., SCHREIBER, R. (Hg.): *Scientia Nova. Das interdisziplinäre Wissenschaftsmagazin.* – Band 18(2014)107-116, Ludwigshafen: Marosi Verlag.

to obtain supplementary information on their own illness to complement the professional information given by medical and nursing staff.

Introduction

In oncology, patient information serves to inform medical lay people suffering from cancer, and their relatives. The information is designed to help both groups understand and classify the cancer from the point of view of its symptoms and the possibilities for examining and treating it, and to select or reject medical and non-medical service providers. Patient information is intended to inform about the benefits, risks and undesirable side-effects but also to warn against ineffective, superfluous and harmful measures.

In the industrialised world, cancer is a mass phenomenon and, as a result, information on cancer can be found in a range of media. In addition to printed media such as newspapers, magazines, books, information brochures, mailings and posters, digital formats in media such as the Internet, e-mailings, TV, radio, and the telephone are increasingly being offered and used. The aim of this study is to put into context the usage of these mass media, in particular the Internet formats, by those affected and their relatives, using the example of hormone-dependent cancers such as breast and prostate cancer and hormone-independent cancers such as colon and lung cancer, as found in an oncology practice with three sites in the Cologne area (Bonn, Euskirchen, and Rheinbach).

Material and Methods

During the period 01.11.2013 to 30.11.2013 the information in the mass media in the category Internet available to patients with colon, lung, breast and prostate cancer, and their relatives, was investigated (the “offer”). Usage of the patient information in the mass media, especially the Internet formats, by the affected patients and their relatives, was also analysed (the “demand”).

To accomplish this, data from the existing Internet formats was systematically collected for the 4 types of cancer on the one hand and, on the other, those patients currently being treated with infusions – and with their help their relatives – were asked in a written survey about how these sources were used. In a questionnaire carried out by the Bonn-Euskirchen-Rheinbach oncology practice, which provides oncology services for the approx. 250,000 people living in the Cologne-Bonn area, 107 patients suffering from one of the cancers above and actively receiving chemo- or immunotherapy, were asked in a standardised questionnaire about their usage of the media, and in particular about the patient information on the Internet on the 4 cancer types. The user behaviour of the relatives was investigated by asking the patients.

RESULT

The Internet Offer

The patient information on offer in the mass media on colon, lung, breast and prostate cancer was collected from the Internet. Nowadays, the Internet provides a wealth of information on cancer, mainly via the homepages of service providers (doctors primarily working together in organ cancer centres such as colon, lung, breast and prostate centres[278], hospitals[279], and the pharmaceuticals industry[280]). There are also self-help groups[281], independent advisory services[282], survey portals[283] and databases on the Internet with information which the patient can readily understand[284]. Additionally, nearly all the print media are online, or they put their information into the net as a PDF to be downloaded. As well as digitally-written media, video portals such as YouTube (archive retrievals for colon cancer: n=2,180, for lung cancer: n=3,770, for

[278] idzb.de/; malteser-lungenzentrum.de/; marien-hospital.com/klinik/brustzentrum/das-team-brustzentrum/; malteser-krankenhaus-bonn.de/01.Patienten/01.02.Fachbereiche_Zentren/Urolog ie/Prostatazentrum.htm

[279] chi.charite.de/behandlung/krebserkrankungen/darmkrebs/; darmzentrum-bonn.de/Diagnose_Darmkrebs.htm

[280] darmkrebszentrale.de/serviceseite/hilfreiche-adressen-und-links; Hrsg. Roche.

[281] ilco.de; dccv.de

[282] onkologie-aspekte.de

[283] krebsinformation.de

[284] Uptodate.com

breast cancer: n=7,210, and for prostate cancer: n=1,370) and others[285] are becoming increasingly popular on the Internet as regards patient information on cancer. Even the very latest scientific information is quickly made available in a patient-friendly way by lay people and by those affected as well as by specialists from the medical profession. Users are expressly advised, and rightly so, even by the lay network Wikipedia[286], to check the seriousness of this Internet-based information using their own common sense or by consulting a medical specialist: "Contributions may be wrong and may contain recommendations dangerous to health".

Social media such as Facebook (colon cancer: 10 groups with approx. 200 members, lung cancer: 7 groups with approx. 300 members, breast cancer: more than 20 groups with over 10,000 members, prostate cancer: 0 groups) have very different membership levels depending on the type of tumour. While the non-hormone-dependent tumours (colon and lung cancer) have a modest number of members, the number of members for hormone-dependent breast cancer is high. Only the hormone-dependent prostate cancer patients prefer communicating in closed circles such as self-help groups, whose meeting times are in part published via social networks such as Facebook.

The many service providers do not feature very much in professionally-oriented social media networks (archive retrievals for the key word "colon cancer": XING n=52, LinkedIn n=17, Twitter n=5; "lung cancer": XING n=13, LinkedIn n=9, Twitter n=2; "breast cancer": XING n=171, LinkedIn n=48, Twitter n=9; "prostate cancer": XING n=18, LinkedIn n=13, Twitter n=3). In this respect it is noticeable that the offer for breast cancer is 5-10 times higher in relation to the hormone-independent tumours and also that the reticence of the prostate cancer offerers in the professional social network is comparable to the reticence of prostate cancer patients in the private social network Facebook.

---

[285] Youtube.com; onkologie-aspekte.de

[286] wikipedia.org/wiki/Wikipedia:Hinweis_Gesundheitsthemen

In contrast, discussion fora such as chat rooms provide a frequent and important opportunity for those suffering from cancer to exchange information with other sufferers and with experts.[287] As well as directly exchanging information in the chat room, these question and answer sessions take place via the telephone, on TV or by phone-ins organised by newspapers, and some of these can then be loaded onto the Internet in report form.[288] It is noticeable that the chat room provision offered by those affected and their self-help groups for the hormone-dependent tumours of breast and prostate is greater than the rather basic provision for the hormone-independent tumours of colon and lung.

Patient Survey – The Demand for Patient Information on the Internet
82 patients with non-hormone-dependent colon or lung cancer and 85 with hormone-dependent breast or prostate cancer who were currently receiving chemo-, immuno- or bisphosphonate therapy by infusion – which corresponds to 47 % of all patients receiving infusion therapy at the Bonn-Euskirchen-Rheinbach practice – were asked by means of a standardised questionnaire about their usage of the media for information on colon, lung, breast and prostate cancer.

The questionnaires were deliberately given out to be filled in at home so as to include information on media usage by both patients and relatives. 102 patients (61 %) filled in the questionnaire and handed it in, of which 48 had colon or lung cancer and 54 breast (incl. 3 men) or prostate cancer. In total, 56 men (mean age 65, age range 45-78) and 46 women (mean age 63, age range 57-84) filled in the questionnaire. 75 % of these patients were receiving short-term (up to 6 months, time span 1-6 months), 25 % were having long-term treatment lasting longer than

[287] krebs-kompass.org; qualimedic.de/alle_sprechstunden.html; krebs-kompass.de/forumdisplay.php?f=21;brustkrebs-forum.com/; forum.prostatakrebs-bps.de/misc.php?do=showrules

[288] bild.de/ratgeber/gesundheit/darmkrebs/live-sprechstunde-mit-krebs-experten-11566778.bild.html; extern1.mz-web.de/mz-mec/chatProtocol.do?action=show&topicId=246&12683 85331132; ndr.de/fernsehen/sendungen/visite/chat/chatdarmkrebsvorsorge101.html

6 months (time span 6-62 months). 82 % had had a job which requires training (an apprenticeship) and 18 % an academic education.

With regard to the usage of information on cancer available in the media there are differences among the 4 types of cancer. Patients with hormone-dependent cancer use the Internet more (breast 41, prostate 19 %) than those with hormone-independent cancer (colon 10, lung 14 %). For hormone-dependent cancers the proportion of relatives using the Internet to access information about the patient's cancer is, at 45 % (breast) and 25 % (prostate), slightly higher than the Internet usage of the patients themselves. A similar trend is seen for the relatives of patients with hormone-independent cancer – 15 (colon) and 20 % (lung).

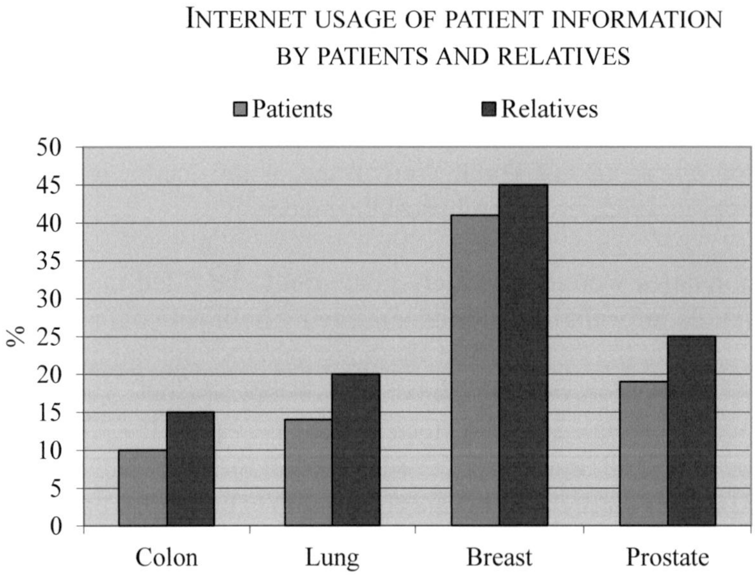

Fig. 1: Usage of patient information on the Internet by patients with colon, lung, breast and prostate cancer, and their relatives

As regards the various Internet formats used, the patient questionnaire revealed that cancer patients favoured the use of homepages by neutral providers, medical insurance companies, pharmaceutical companies and advice hotlines (colon: lung: breast: prostate in the percentages 75:80:55:60 %).

In the case of the hormone-dependent tumours there was a distinct need to communicate via Internet chat rooms (colon: lung: breast: prostate 12:10:25:20 %). Social networks were used less frequently by patients with hormone-independent tumours (colon/lung) than by breast cancer patients. Prostate cancer patients operated mostly in the closed chat rooms of their self-help groups. Patient information videos on YouTube are becoming more popular (colon: lung: breast: prostate 13:10:15:15 %).

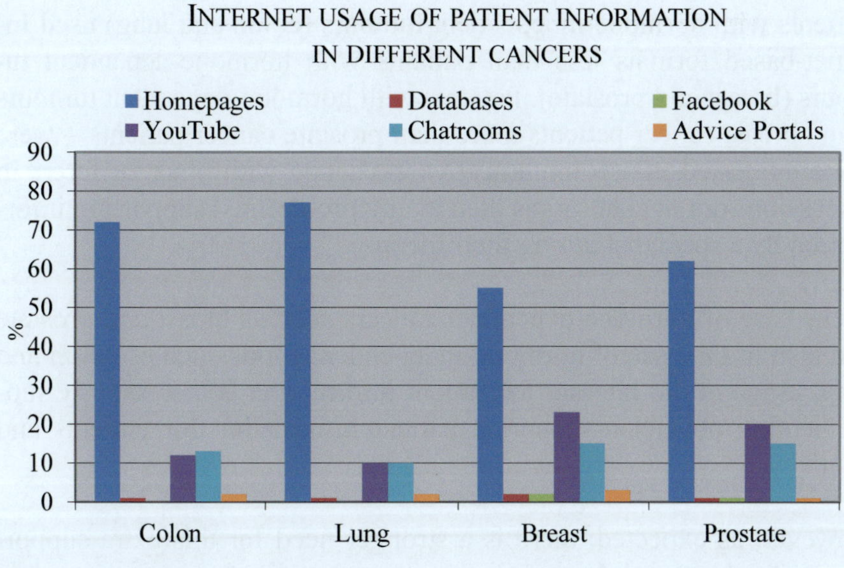

Fig. 2: Questionnaire on the Internet usage of patients with hormone-dependent and hormone-independent cancers.

Discussion

The "offer" of patient information on cancer in the mass media is very varied and increasingly comprises – in addition to the still-popular print media such as information brochures, newspapers and magazines – media formats on the Internet and, more rarely, the online databases of the print media.

The patients included in the above survey suffering from cancer and currently undergoing treatment are on average 64 years old and are still relatively cautious as regards these new developments. Nevertheless, some cancer patients use homepages and, increasingly, videos on the Internet and discussion fora. In contrast, the generation of children and grandchildren of the cancer patients used the new online possibilities more than the patients themselves. This applies to all 4 cancer types.

Patients with hormone-independent tumours (colon and lung) used Internet-based formats less than patients with hormone-dependent tumours (breast and prostate). Patients with hormone-dependent tumours – and breast cancer patients more than prostate cancer patients – were more interested in a communicative exchange with other sufferers in discussion fora in chat rooms than in any pre-defined supporting information by a specialist during their therapy.

In the case of hormone-dependent cancers such as breast and prostate and also in the case of hormone-independent forms such as colon and lung, usage of the Internet for patient information is increasingly supplementing physician-supported patient information for patients and relatives.

However, as expected, there is a stronger need for this extra support among the hormone-dependent than among the hormone-independent cancers. Hormone-dependent tumour patients continue to be more interested in a communicative exchange with other sufferers as an extra support for their own illness and as an extension to the professionally-motivated support from physicians and nursing staff.

The above study also shows that the video portal YouTube is, unexpectedly, turning out to be a further significant source of information.

6.1.5 Bruch, H.-R., Mangel, L., Czopf, L.: Bilateraler Vergleich der Verfügbarkeit und Nutzung von Informationen für Krebspatienten und Angehörige in Massenmedien in Deutschland und Ungarn[289]

Bruch, Harald-Robert, MSc, MD, PhD,
Onkologie Rheinland, Praxiskooperation Bonn-Euskirchen-Rheinbach für Blut- und Krebserkrankungen, Europaring 42, D-53123 Bonn,
www.onkologie-rheinland.de,
bonner-onkologen@t-online.de

Mangel, László, MD, PhD,
Klinik für Onkotherapie, Universität Pécs, Fünfkirchen, Ungarn,
http://kk.pte.hu/pages/aloldal.jsf?id=86266,
laszlo.mangel@aok.pte.hu

Czopf, László, MD, PhD,
1. Medizinische Klinik, Universität Pécs, Fünfkirchen, Ungarn,
http://aok.pte.hu/index.php?page=egyseg&egy_id=260&nyelv=ger,
laszlo.czopf@aok.pte.hu

Zusammenfassung

Das vielfältige Angebot an Information über Darmkrebs wird von Patienten und deren Angehörigen in West- und Osteuropa als Ergänzung zum Arzt-Patienten-Gespräch genutzt. Die Intensität der Nutzung hängt vordergründig von der Verfügbarkeit, insbesondere der Massenmedien wie Fernsehen, Printmedien und Internet, ab. Ungarn liegt bei der Internet-Verfügbarkeit dabei zwar im unteren Drittel Europas (Juni 2012: Deutschland 83%, Ungarn 65,4%)[290]. Demgegenüber ist in der vorstehenden Untersuchung bei Darmkrebspatienten die Nutzung von Fernsehen und Printmedien in den beiden Vergleichsländern Deutschland und Ungarn vergleichbar, die Internet-Nutzung in Ungarn im Vergleich zu Deutschland aber unerwartet verstärkt. Ursache hierfür könnte ein

[289] Noch nicht veröffentlicht.

[290] germany.travel/media/pdf/marktinformationen.../Ungarn.pdf

erschwerter Zugang zu Informationen im Arzt-Patienten-Gespräch in Ungarn sein. Demgegenüber sind Massenmedien wie das Internet in Deutschland aufgrund der Häufigkeit und leichten Erreichbarkeit von Arzt-Kontakten noch nicht von gleicher Bedeutung zur Zusatzinformation bei Krebs als Ergänzung des Arzt-Patienten-Gespräches.

SUMMARY

The wide range of information about colorectal cancer is used by patients and their families in Western and Eastern Europe as a supplement to the doctor-patient discussion. The intensity of use is dependent on the availability, in particular of the mass media such as television, print media and Internet. In Hungary internet availability is in the bottom third in Europe (June 2012: Germany 83%, Hungary 65.4%). In contrast, in the previous study in colorectal cancer patients is the use of television and print media in the two countries compared Germany and Hungary, the Internet usage in Hungary is compared to Germany unexpectedly enhanced. The reason for this could be a difficult access to information in the doctor-patient conversation in Hungary. In contrast, mass media such as the Internet in Germany due to the frequency and easy accessibility of physician is not of equal importance to the additional information in cancer as a supplement of the doctor-patient conversation.

EINLEITUNG

Die Bedeutung der Information in der Onkologie für von einer Krebskrankheit betroffene medizinische Laien und deren Angehörigen als Ergänzung zum Arzt-Patienten-Gespräch ist hinreichend bekannt. Durch das zunehmende Angebot von Formaten in den Massenmedien einschließlich Printmedien und Digitalmedien wie Fernsehen und Internet ergibt sich ein Informationsangebot für alle Schichten und Bevölkerungsgruppen auch in dünnbesiedelten oder sozioökonomisch eingeschränkten Gebieten. Es ist weitgehend bekannt, dass die Nutzung dieser Formate zur Gesundheitsinformation, insbesondere des Internets, in den letzten Jahrzehnten signifikant zugenommen hat. Die Unterschiede zwischen wirtschaftlich unterschiedlich potenten Ländern in Europa, insbesondere der West-Ost-Unterschied, sind bezüglich der Patienteninformation bei Krebs demgegenüber nicht hinreichend untersucht. Ziel der Arbeit ist, die Verwendung der Massenmedien durch Betroffene und Angehörige am Beispiel der Diagnose Darmkrebs in einer onkologischen Praxiskooperation mit 3 Standorten im Großraum Köln/Bonn (Bonn, Euskirchen, Rheinbach) mit der Nutzung durch Patienten in einer Universitätsklinik in Südungarn (Pécs, Klinik für Onkotherapie) zu vergleichen.

MATERIAL UND METHODEN

Im Zeitraum von jeweils 4 Wochen wurde im Oktober 2013 (Großraum Bonn) bzw. Februar 2014 (Pécs) die Verwendung der Formate der Massenmedien aus den Kategorien Zeitungen, Zeitschriften, Internet, Buch, Informationsbroschüre, Radio, Fernsehen, telefonische Information, Plakate, Anzeigen/Briefe/Mails und Leitlinien/Vorträge analysiert, untersucht und verglichen. Dabei wurden die Patienten und deren Angehörige bezüglich ihrer subjektiven Nutzung der oben aufgeführten Formate und deren Bedeutung für die Diagnose und Behandlung befragt. In einer Patientenbefragung der Onkologischen Schwerpunktpraxis Bonn-Euskirchen-Rheinbach, die ca. 250.000 Menschen im Großraum Köln/Bonn onkologisch versorgt, wurden 54 an Darmkrebs erkrankte und aktiv mit Chemo-/Immuntherapie behandelte Patienten über deren Mediennutzung bei Darmkrebs mittels standardisiertem Fragebogen auf Deutsch befragt. Ebenso wurde in einer Patientenbefragung die an Darmkrebs erkrankten und aktiv mit einer Chemo-/Immuntherapie behandelten Patienten der Klinik für Onkotherapie in Pécs, die ca. 200.000 Menschen in Südungarn onkologisch versorgt, mittels des identischen standardisierten und von einer Fachübersetzerin ins Ungarische übertragenen Fragebogens befragt.

ERGEBNIS

Patientenbefragung

Deutschland: 54 der an Darmkrebs erkrankten und aktiv mit Chemo-/ Immuntherapie behandelten Patienten der Praxiskooperation Bonn-

Euskirchen-Rheinbach, entsprechend 14% aller infusional behandelten Krebspatienten, wurden über ihre Mediennutzung bei Darmkrebs mittels eines standardisierten Fragebogens befragt. Dabei wurden diese Fragebögen bewusst mit nach Hause gegeben, sowohl um die Patienten als auch deren Angehörige bezüglich ihrer Mediennutzung bei Darmkrebs zu erfassen. 26 Patienten (59%) haben die Fragebögen ausgefüllt und zurückgegeben, 18 Männer (im Mittel 67 Jahre, Spanne 48-76 Jahre), 8 Frauen (68 Jahre, 58-83 Jahre respektive). 70% der Patienten befanden sich in kurzfristiger (bis 6 Monate, Spanne 1-6), 30% in langfristiger Behandlung (länger als 6 Monate, 7-57 Monate respektive). 79% hatten einen Ausbildungsberuf, 21% eine akademische Ausbildung abgeschlossen.

Ungarn: 58 der an Darmkrebs erkrankten und aktiv mit Chemo-/Immuntherapie behandelten Patienten, entsprechend ca. 12% aller infusional behandelten Krebspatienten der Klinik für Onkotherapie, wurden über ihre Mediennutzung bei Darmkrebs mittels eines standardisierten Fragebogens in ungarischer Sprache befragt. Dabei wurden diese Fragebögen bewusst mit nach Hause gegeben, um sowohl die Patienten als auch deren Angehörige bezüglich ihrer Mediennutzung bei Darmkrebs zu erfassen. 29 Patienten (50%) haben die Fragebögen ausgefüllt und zurückgegeben, 14 Männer (im Mittel 63 Jahre, Spanne 55-73 Jahre), 15 Frauen (66 Jahre, 58-76 Jahre respektive). 41% der Patienten befand sich in kurzfristiger (bis 6 Monate, Spanne 1-6), 59% in langfristiger Behandlung (länger als 6 Monate, 7-72 Monate respektive). 95% hatten einen Ausbildungsberuf, 5% eine akademische Ausbildung abgeschlossen.

Bezüglich der Nutzung von verfügbaren Massemedien (Angaben in Prozent) zur Information bei Darmkrebs nutzen mehr ungarische (H=Ungarn) als deutsche (D=Deutschland) Patienten (D: 9 vs. H: 24) das Internet, bei vergleichbarer Internet-Nutzung durch deren Angehörige (D: 35 vs. H: 31).

Demgegenüber ist die Nutzung von Printmedien (D: 51 vs. H: 42) und Fernsehen (D: 18 vs. H: 24) bei Patienten bzw. die Nutzung der Printmedien durch deren Angehörige (D: 30 vs. H: 32) in beiden Ländern nahezu identisch.

Allerdings nutzen in Ungarn deutlich mehr Angehörige das Fernsehen (D: 0 vs. H: 27) als Informationsquelle über die Krebserkrankung der Angehörigen als in Deutschland.

Keine Angaben machten von den befragten Patienten 14 Prozent in Deutschland, von den Angehörigen 30 Prozent in Deutschland bzw. 3 Prozent in Ungarn.

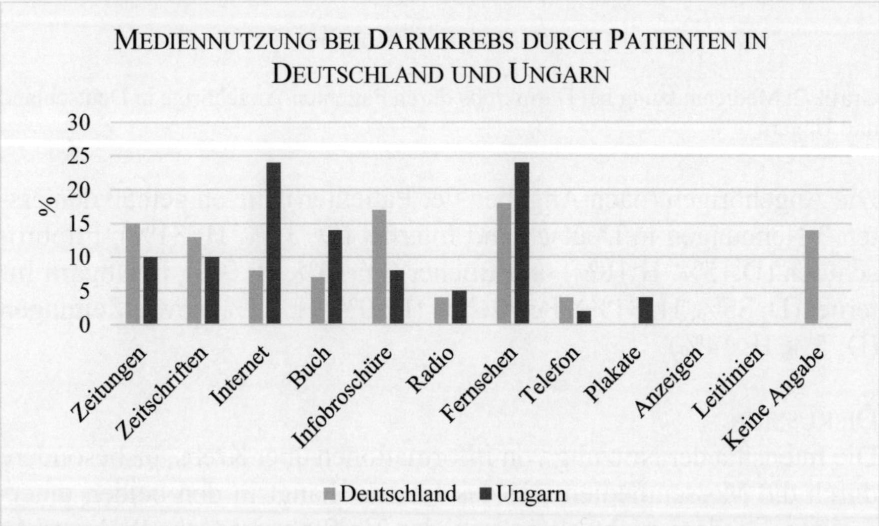

Grafik 1: Mediennutzung bei Darmkrebs durch Patienten in Deutschland und Ungarn

Während bei den Patienten in Deutschland Fernsehen (D: 18%, H: 24%), Infobroschüren (D: 16%, H: 15%), und Zeitungen (D: 15%, H: 15%) auf den ersten 3 Plätzen angaben, rangieren in Ungarn Internet (D:9%, H:24%), Fernsehen (D: 18%, H: 24%), Zeitungen (D: 15%, H: 10%) bzw. Zeitschriften (D: 13%, H: 10%) auf den ersten Plätzen bei der Nutzung durch die Patienten.

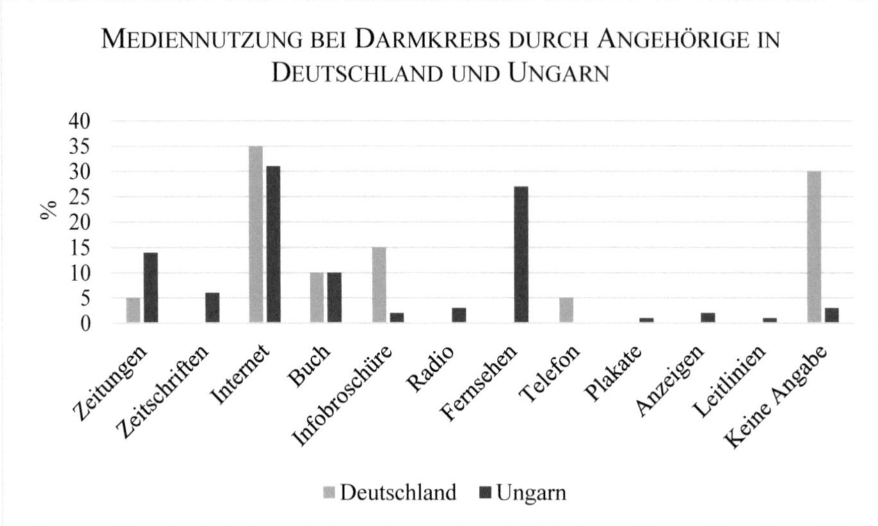

Grafik 2: Mediennutzung bei Darmkrebs durch Patienten-Angehörige in Deutschland und Ungarn

Die Angehörigen (nach Angaben der Patienten) nutzen gemäß den ersten 3 Nennungen in Deutschland Internet (D: 35%, H: 31%), Infobroschüren (D:15%, H:10%) und Bücher (D: 10%, H: 9%), in Ungarn Internet (D: 35%, H: 31%), Fernsehen (D: 0%, H: 27%) sowie Zeitungen (D: 5%, H: 14%).

DISKUSSION

Die Intensität der Nutzung von Informationen über Krebs, insbesondere durch die Massenmedien wie das Internet hängt in den beiden untersuchten Ländern nicht allein von der Verfügbarkeit ab. Während in Deutschland nahezu alle Haushalte über Internet verfügen, ist dies in Ungarn nur in ca. 2/3 der Haushalte der Fall.

Zur Information über Darmkrebs verwenden in Ungarn zumindest die von Darmkrebs betroffenen Patienten überproportional das Internet im Vergleich zu Deutschland. Eine mögliche Erklärung ist, dass in Ungarn im Vergleich zu Deutschland der Zugang zu Online-Medien leichter als zu Arzt-Terminen ist.

Umgekehrt spielt die vorhandene Massenmedien-Information bei gleichzeitigem leichterem Zugang zur Arzt-Patienten-Information in Deutschland noch keine vergleichbare Rolle bei Patienten und deren Angehörigen als Ergänzung des Arzt-Patienten-Gespräches.

Unklar bleibt, warum die Angehörigen in Ungarn im Vergleich zu Deutschland neben dem Internet zusätzlich überproportional das Fernsehen zur Patienteninformation ihrer betroffenen Familienmitglieder nutzen.

6.1.6 BRUCH, H.-R., MANGEL, L., CZOPF, L.: RÁKBETEGEK ÉS HOZZÁTARTOZÓIK RÉSZÉRE SZÓLÓ, TÖMEGKOMMUNIKÁCIÓS ESZKÖZÖKKEL TÖRTÉNŐ TÁJÉKOZTATÁSOK HOZZÁFÉRHETŐSÉGÉNEK ÉS HASZNÁLATÁNAK BILATERÁLIS ÖSSZEHASONLÍTÁSA NÉMETORSZÁGBAN ÉS MAGYARORSZÁGON[291]

Bruch, Harald-Robert, MSc, MD, PhD,
Onkologie Rheinland (Rajnai Onkológia), Praxiskooperation Bonn-Euskirchen-Rheinbach (Orvosi Rendelői Kooperáció Bonn-Euskirchen-Rheinbach), Vér-és rákos betegségek,
Europaring 42, D-53123 Bonn,
bonner-onkologen@t-online.de

Mangel László, MD, PhD,
Onkoterápiás Intézet, Pécsi Tudományegyetem, Pécs, Magyarország,
mangel.laszlo@pte.hu

Czopf László, MD, PhD,
1. Belgyógyászati Klinika, Pécsi Tudományegyetem, Pécs,
Magyarország, laszlo.czopf@aok.pte.hu

ÖSSZEFOGLALÁS
A vastagbélrákról való tájékoztatás sokoldalú ajánlatát Nyugat- és Kelet-Európában a betegek és hozzátartozóik kiegészítésképpen veszik

[291] Még nem tették közzé.

igénybe az orvos és betege közötti beszélgetés mellett. A tájékoztatás igénybevétele elsősorban a hozzáférhetőségtől, különösen a tömegkommunikációs eszközök, pl. a televízió, a nyomtatott médiák és az internet elérhetőségétől függ. Bár Magyarország az internethez való hozzáférhetőség terén az európai átlag alsó harmadában helyezkedik el (2012. június: Németország 83, Magyarország 65,4 %)[292], a vastagbélrákos betegek körében végzett alábbi felmérés szerint a televízió és a nyomtatott médiák használata hasonló a két egybevetett országban, Németországban és Magyarországon. A magyarországi internethasználat Németországhoz képest, legalábbis a betegek körében történő használat és a hozzátartozók rákról szóló információk miatti televízióhasználata, nem várt módon fokozottabb. Ennek oka az lehet, hogy Magyarországon nehezebb az orvos és betege közötti beszélgetés során kellő információt kapni. Ezzel szemben Németországban rákos megbetegedések esetén a tömegkommunikációs eszközök, mint pl. az internet, az orvossal való kapcsolat gyakorisága és hozzáférhetősége miatt még nem váltak annyira fontossá azoknak a további információknak a megszerzésében, melyek az orvos és betege közötti beszélgetés kiegészítéseként válhatnak szükségessé.

ABSTRACT

The wide range of information on colorectal cancer is used by patients and their families in Western and Eastern Europe as a supplement to the doctor-patient discussion. The intensity of its use is largely dependent on its availability, in particular in the mass media such as television, the print media and the Internet. In Hungary, Internet availability is in the bottom third in Europe (June 2012: Germany 83%, Hungary 65.4%). In comparison, in the above study with colorectal cancer patients, the use of television and print media in the two countries Germany and Hungary is comparable, whereas Internet usage by the patients in Hungary compared to Germany, at least as far as its use by patients and the use by relatives for gathering information on cancer is concerned, is unexpectedly higher. The reason for this could be the more difficult access

[292] germany.travel/media/pdf/marktinformationen.../Ungarn.pdf

to information in the doctor-patient conversation in Hungary. In contrast, the mass media such as the Internet in Germany, as a result of their frequency frequency and the easy accessibility of contacts to physicians, is not yet of the same importance for gaining extra information on cancer as a supplement of the doctor-patient conversation.

BEVEZETŐ

A rákmegbetegedésben érintett, orvostudományban járatlan személy és hozzátartozói tájékoztatására szolgáló információk fontossága az onkológiában az orvos és betege közötti beszélgetés kiegészítéseként jól ismert. A tömegkommunikációs eszközökben - beleértve a nyomtatott és digitális médiákat, valamint a televíziót és az internetet – található adatok egyre növekvő ajánlata által minden réteg és népességi csoport részére elérhető a tájékoztatás lehetősége, még a gyéren lakott vagy szocióökonómiai szempontból fejletlen területeken is. Szintén ismert, hogy ezeknek az adatoknak a használata, különösen az interneten keresztül, az egészségügyi tájékoztatás területén jelentősen megnövekedett. A rákos megbetegedések esetében történő betegtájékoztatás különbsége a gazdaságilag eltérő befolyású európai országok között, különösen kelet és nyugat között, még nem került kellő kivizsgálásra. Ennek a tanulmánynak az a célja, hogy a tömegkommunikációs eszközök érintettek és hozzátartozóik általi alkalmazását a vastagbélrák diagnózis példája alapján három Köln/Bonn térségében található onkológiai orvosi rendelői kooperációban (Bonn, Euskirchen, Rheinbach) és a tömegkommunikációs eszközök betegek általi használatát egy dél-magyarországi egyetemi klinikán (Pécs, Onkoterápiás Intézet) egymással összehasonlítsa.

ANYAG ÉS MÓDSZER

2013 októberében (Bonn térsége), valamint 2014 februárjában (Pécs) egyenként négy-négy hetet magába foglaló időszakban analizáltuk, vizsgáltuk és hasonlítottuk össze a tömegkommunikációs eszközök adatainak felhasználását az alábbi kategóriákban: újságok, folyóiratok, internet, könyv, tájékoztató füzet, rádió, televízió, telefonos tájékoztatás, plakátok, hirdetések/levél/e-mail és irányvonalak/ előadások. Ennek során a betegeket és hozzátartozóikat ezeknek a diagnózisra és kezelésre vonatkozó szubjektív hasznáról és jelentőségéről kérdeztük. Az elsősorban onkológiai súlypontú orvosi rendelőben, Bonn-Euskirchen-Rheinbach-ban, ahol kb. 250.000 személyt látnak el Bonn/Köln térségében, betegek között történt felmérés során 54 vastagbélrákban szenvedő és aktívan kemo-/immunterápiával kezelt beteget kérdeztünk meg vastagbélrákra vonatkozó médiahasználatáról egy német nyelvű, egységes kérdőív segítségével. Szintén betegek közötti felmérés során ugyanilyen, szakfordítóval lefordíttatott, magyar nyelvű egységes kérdőív segítségével kérdeztünk meg vastagbélrákban szenvedő és aktívan kemo-/immunterápiával kezelt betegeket a pécsi Onkoterápiás Intézetben, ahol Dél-Magyarország térségében kb. 400.000 személy részesülhet onkológiai kezelésben.

Eredmény

Betegek közötti felmérés:

Németország: 54 vastagbélrákban szenvedő és aktívan kemo-/immunterápiával kezelt beteget, a Bonn-Euskirchen-Rheinbach-i Orvosi Rendelői Kooperáció valamennyi infúzióval kezelt rákos betegének 14%-át, kérdeztünk meg vastagbélrákra vonatkozó médiahasználatukról egy egységes kérdőív segítségével. Ennek során a megkérdezett személyek a kérdőíveket a betegek és hozzátartozóik vastagbélrákra vonatkozó médiahasználatának felmérése érdekében a felmérők kérésére magukkal hazavitték. 26 beteg (59%) töltötte ki és adta vissza a kérdőívet, 18 férfi (átlagban 67 éves, 48 és 76 év között), 8 nő (átlagban 68 éves, 58 és 83 év között). A betegek 70%-a rövidtávú (6 hónapig tartó, 1 és 6 hónap közötti), 30 %-a hosszú távú, több mint hat hónapig tartó (7 és 57 hónap közötti) kezelésben részesült. 79% szakképzettséggel, 21% akadémiai képzettséggel rendelkező személy.

Magyarország: A pécsi Onkológia Klinika aktívan kemo-/immunterápiával kezelt rákos betegeit vastagbélrákra vonatkozó médiahasználatukról egy egységes magyar nyelvű kérdőív segítségével kérdeztük meg. Ennek során a megkérdezett személyek a kérdőíveket a betegek és hozzátartozóik vastagbélrákra vonatkozó médiahasználatának felmérése érdekében a felmérők kérésére magukkal hazavitték. 29 beteg töltötte ki és adta vissza a kérdőívet, 14 férfi (átlagban 63 éves, 55 és 73 év között), 15 nő (átlagban 66 éves, 58 és 76 év között). A betegek 41%-a rövidtávú (6 hónapig tartó, 1 és 6 hónap közötti), 59 %-a hosszú távú, több mint hat hónapig tartó (7 és 57 hónap közötti) kezelésben részesült. 95% szakképzettséggel, 5% akadémiai képzettséggel rendelkező személy.

A rendelkezésre álló tömegkommunikációs eszközökre vonatkozóan (százalékban megadott adatok) vastagbélrákról való tájékozódás céljára több magyar (H=Magyarország), mint német (D=Németország) beteg használja az internetet (D: 9 és H: 24), a hozzátartozók hasonló mértékű internethasználata mellett (D:35 és H: 31).

Ezzel szemben a nyomtatott médiák (D: 51 és H: 42) és a televízió (D:18 és H:24) betegek általi használata, illetve a nyomtatott médiák (D:30 és H:32) hozzátartozók általi használata mindkét országban majdnem azonos.

Magyarországon ugyanakkor jelentősen több hozzátartozó használja a televíziót (D: 0 és H: 27) rokona rákos megbetegedésére vonatkozó tájékoztatás forrásaként, mint Németországban.

Németországban a megkérdezett betegek 14 %-a nem közölt adatot, a hozzátartozók 30%-a Németországban, illetve 3 %-a Magyarországon szintén nem adott információt.

Miközben a betegek Németországban a televíziót (D: 18%, H: 24%), a tájékoztató füzeteket (D: 16%, H: 15%), és az újságokat (D: 15%, H: 15%) jelölték meg az első három helyen, Magyarországon a betegek általi médiahasználat során az internet (D:9%, H:24%), a televízió (D: 18%, H: 24%), az újságok (D: 15%, H: 10%) ill. a folyóiratok (D: 13%, H: 10%) állnak az élen.

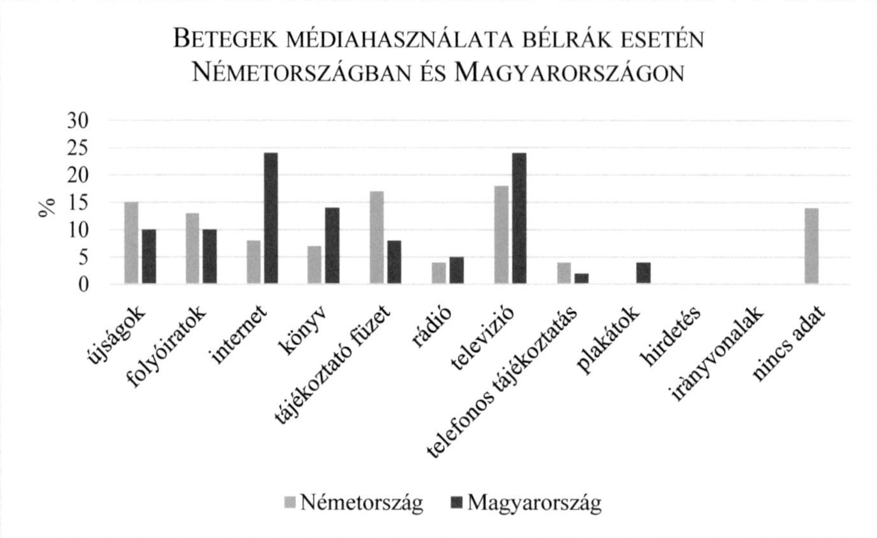

1. diagram: Betegek médiahasználata vastagbélrák esetén Németországban és Magyarországon

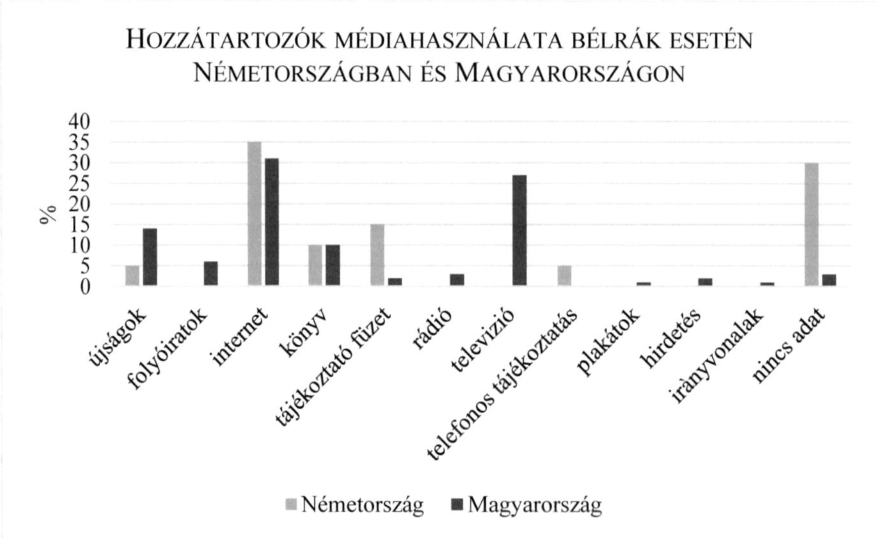

2. diagram: Hozzátartozók médiahasználata vastagbélrák esetén Németországban és Magyarországon

A hozzátartozók (a betegek adatai alapján) Németországban az első három helyen az internetet (D: 35%, H: 50%), a tájékoztató füzetet (D:15%, H:10%) és a könyveket (D: 10%, H: 9%) használják, míg Magyarországon az internetet (D: 35%, H: 31%), a televíziót (D: 0%, H: 27%) valamint az újságokat (D: 5%, H: 14%).

MEGBESZÉLÉS

A rákra vonatkozó információk használatának intenzitása, különösen a tömegkommunikációs eszközök és az internet segítségével a két megvizsgált országban nem csupán azok hozzáférhetőségéből függ. Miközben Németországban majdnem minden háztartás rendelkezik internettel, Magyarországon ez csak a háztartások kétharmadára vonatkozik.

A vastagbélrákról való tájékozódás érdekében Magyarországon, legalábbis a vastagbélrákban szenvedő betegek, átlagon felüli mértékben használják az internetet. Ennek esetleges magyarázata lehet, hogy Németországhoz képest Magyarországon a betegek számára könnyebb az online-médiákhoz, mint az orvosi időpontokhoz való hozzáférés. Ezzel szemben Németországban az orvos részéről történő tájékoztatás megléte és könnyű hozzáférhetősége mellett a tömegkommunikációs információk a betegek és hozzátartozók számára az orvos és betege közötti beszélgetés kiegészítéseként még nem játszanak hasonló szerepet.

Tisztázatlan marad, hogy Németországhoz képest Magyarországon a hozzátartozók az internet mellett miért használják átlagon felüli mértékben a televíziót abból a célból, hogy tájékozódjanak érintett családtagjuk betegségéről.

6.1.7 Bruch, H.-R.: Warum nutzen Krebspatienten keine Massenmedien wie das Internet zur Patienteninformation?[293]

Im Rahmen einer Patientenbefragung in den drei onkologischen Schwerpunktpraxen in Bonn, Euskirchen und Rheinbach wurden über einen Zeitraum von acht Wochen (Februar/März 2014) die Patienten mit Krebs, die sich in aktiver Tumortherapie wie Chemo-, Hormon-, Antikörper-, Strahlentherapie befanden, befragt.

Ziel der Befragung war es, die Gründe für eine Nicht-Nutzung von Massenmedien wie dem Internet zu eruieren, weil darüber nur wenig evidenzbasiert bekannt ist.

An der Fragebogen-basierten Untersuchung nahmen 51 Patienten, davon 19 Männer und 32 Frauen, teil. Das mittlere Alter betrug 63 Jahre (Spannbreite 16-86), wobei die Männer mit im Mittel 66 Jahren geringfügig älter waren als die Frauen mit im Mittel 62 Jahren.

Von den Männern nutzten 68% keine Massenmedien wie das Internet zur Information über ihre Krebserkrankung. Die Nichtnutzer waren dabei mit 70 Jahren im Mittel 12 Jahre älter als die Nutzer.

Von den Frauen mit Krebs nutzten demgegenüber 50% keine Massenmedien wie das Internet zur Information über Krebs. Die Patientinnen, die das Internet nicht nutzten, waren dabei mit 66 Jahren im Mittel neun Jahre älter als die Nutzerinnen.

Bei der Ursachenforschung für die Nicht-Nutzung von Massenmedien wie dem Internet zur Patienteninformation bei Krebs wurden den Befragten neun Gründe als mögliche Erklärung mit der Möglichkeit der unbeschränkten Mehrfachnennung angeboten:

- „Arzt-Patienten-Gespräche und weitere Informationen reichen aus"
- „Gewohnheit"

[293] Noch nicht veröffentlicht

- „Kein regelmäßiger oder dauerhafter Zugang z.B. zum Internet“
- „Computer und neue Medien sind zu schwierig“
- „Ich fühle mich zu alt dafür“
- „Angehörige nutzen Massenmedien wie das Internet und informieren mich“
- „Fehlende Datensicherheit“
- „Unsicherheit über Qualität der Informationen“
- „Anonymität“

Die Ergebnisse zeigen diverse Gründe für die hohe Nicht-Nutzungsrate von Massenmedien-basierten Patienteninformationen:

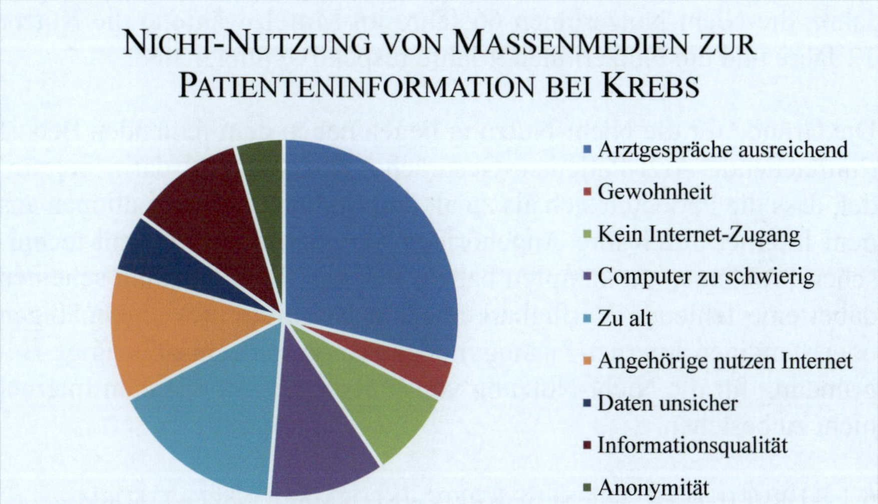

Abbildung: Nicht-Nutzung von Massenmedien zur Patienteninformation bei Krebs

Neben den hinreichenden Arzt-Patienten-Gesprächen (32%) wurden das nach Selbsteinschätzung zu hohe Alter (18%), die Information über die Angehörigen durch deren Nutzung von Massenmedien wie Internet (13%) sowie die Schwierigkeit bei der Verwendung von Computern/Neuen Medien (12%) als die vier erstgenannten Gründe für die eigene Nicht-Nutzung angegeben.

Der fehlende regelmäßige oder dauerhafte Zugang zu Massenmedien wie dem Internet, Sorgen um die Datensicherheit und Informationsqualität spielten demgegenüber ebenso wie Anonymität und Gewohnheit keine bedeutsame Rolle im Nutzungsverhalten der Befragten. Auch bestanden keine bedeutsamen Unterschiede zwischen Frauen und Männern bei den genannten Gründen.

Zusammenfassend lässt sich festhalten: In unserer Befragungskohorte einer überregionalen onkologischen Schwerpunktpraxis im Großraum Köln/Bonn nutzen mehr Männer als Frauen keine Massenmedien wie das Internet zur Patienteninformation bei Krebs. Dabei sind die Nicht-Nutzer von Patienten-Informationen aus dem Internet im Mittel 70 Jahre, die Nicht-Nutzerinnen 66 Jahre im Mittel, während die Nutzer 12 Jahre und die Nutzerinnen 9 Jahre respektive jünger sind.

Die Gründe für die Nicht-Nutzung liegen neben dem fehlenden Bedarf (hinreichende Arzt-Patienten-Gespräche) überwiegend darin begründet, dass die Patienten sich als zu alt empfinden, die Informationen aus dem Internet durch ihre Angehörigen beziehen oder aber mit technischen Problemen zu kämpfen haben. Für die Nicht-Nutzung scheinen dabei eine fehlende Verfügbarkeit (zum Beispiel eines regelmäßigen oder ständigen Internet-Zugangs) oder eine geschlechtsabhängige Begründung für die Nicht-Nutzung von Massenmedien wie dem Internet nicht zu bestehen.

6.1.8 Bruch, H.-R: Die neue Krebs-Informationsplattform – Wünsche der Krebspatienten[294]

Da Krebsexperten in Deutschland die Informationsangebote für Patienten für zu gering halten, soll ab Herbst 2014, wie oben dargestellt, eine deutschlandweite Informationsplattform an den Start gehen. „Bei der Krebsinformation für Patienten gibt es in Deutschland dringlichen Handlungsbedarf“, betonte der Präsident der Deutschen Krebshilfe,

[294] Noch nicht veröffentlicht.

FRITZ PLEITGEN, anlässlich der Eröffnung des 31. Deutschen Krebskongresses (DKK 2014) am 19.02.2014 in Berlin.

Die existierenden Angebote, allen voran der Krebsinformationsdienst (KID) des deutschen Krebsinformationszentrums in Heidelberg, reichten nicht aus, den jährlich 480.000 neuen deutschen Krebspatienten Genüge zu tun. Gemeinsam mit der Deutschen Krebsgesellschaft (DKG) will die Krebshilfe einen neuen Informationsdienst aufbauen, der sich verschiedener neuer und alter Medien bedienen wird.

Zur Beurteilung der vorhandenen Wünsche der Krebspatienten zur Gestaltung einer solchen Info-Plattform wurden im Rahmen einer Patientenbefragung der drei onkologischen Schwerpunktpraxen in Bonn, Euskirchen und Rheinbach über einen Zeitraum von acht Wochen (Februar/März 2014) die Patienten mit Krebs befragt, die sich in aktiver Tumortherapie wie Chemo-, Hormon-, Antikörper- oder Strahlentherapie befanden (Kohorte identisch zur Fragestellung 6.1.5/6).

Ziel der Befragung war, die Wünsche für eine Neugestaltung der Info-Plattform für Krebspatienten zu eruieren, weil darüber keine hinreichende evidenzbasierte Kenntnis besteht.

An der Fragebogen-basierten Untersuchung nahmen 51 Patienten, davon 19 Männer und 32 Frauen, teil. Das mittlere Alter betrug 63 Jahre (Spannbreite 16-86), wobei die Männer mit im Mittel 66 Jahren geringfügig älter waren als die Frauen mit im Mittel 62 Jahren.

Bei der Befragung nach Wünschen für die Gestaltung der neuen Info-Plattform zur Patienteninformation bei Krebs wurden den Befragten 12 Optionen als mögliche Auswahl mit der Möglichkeit der unbeschränkten Mehrfachnennung angeboten:

- „Individuelle Telefonberatung“
- „E-Mail-Beratung“
- „Schriftliche Zweitmeinung nach Einreichung von Unterlagen“

- „Zusendung von Informationsbroschüren oder -videos“
- „Hinweis auf Bücher zum Kauf zur Patienteninformation“
- „Internetsprechstunde/Handlungsanleitungen übers Internet (Was mache ich bei...?)“
- „Hinweise auf Videos übers Internet wie YouTube“
- „Hinweise auf andere Internetangebote (Lexika, Arztsuche, Chatrooms von Betroffenen, häufige Fragen-Antworten, aktuelle Behandlungsmöglichkeiten, Leitlinien, Studien)“
- „Kioske mit Infobroschüren und Internet in Arztpraxen/Krankenhäusern“
- „Arzneimittelberatung einschließlich Neben- und Wechselwirkungen“
- „Telefonische soziale Beratung (Kosten, Rente, Rehabilitation, Kur etc.)
- „Telefonische psychoonkologische Beratung (bei Angst, Trauer, Sorge etc.)“

Neben den Wünschen nach Beratung über Medikamente und deren Neben- und Wechselwirkungen (Platz 2: 14%) standen vor allem die Wünsche nach allgemeiner individueller (Platz 4: 11%), spezieller sozialer (Platz 1: 15%) oder psychoonkologischer (Platz 3: 13%) Beratung via Telefon im Vordergrund der Wünsche der Befragten.

Wenn auch die Wünsche nach telefonischer Beratung und Schriftmedien im Ranking überwogen, bestand mit kumulativ 21% doch auch ein erkennbarer Bedarf nach Massenmedien-gestützter Patienteninformation wie durch Internetsprechstunden, Videos, Internetangebote und E-Mailings.

Die Frauen äußerten mit 130 zu 47 Vorschlägen absolut fast dreimal so viele Wünsche wie die befragten Männer. Das Pro-Kopf-Verhältnis Frauen zu Männer betrug im Mittel 4 zu 2 Wünsche.

Die grafische Darstellung der Ergebnisse zeigt die diversen Wünsche der Krebspatienten für eine neu zu gestaltende Info-Plattform:

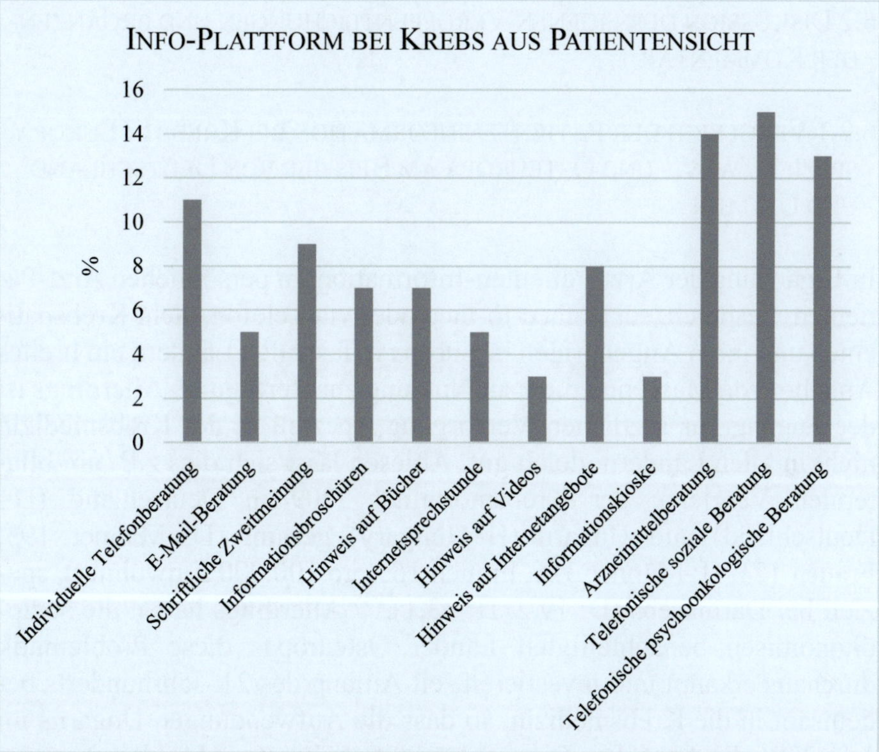

Abbildung: Wünschenswerte Info-Plattform bei Krebs aus Patientensicht

Zusammenfassend lässt sich feststellen, dass bei einer neu zu gestaltenden Plattform zur Patienteninformation bei Krebs ein hoher Bedarf nach telefonischer Beratung, gerade auch im sozialen und psychoonkologischen Bereich neben der bereits bestehenden allgemeinen Information bei Krebs gegeben ist. Zusätzlicher Beratungsbedarf besteht bei Arzneimitteln und deren Neben- und Wechselwirkungen. Weiterhin ist ein bestehender Bedarf nach Information über Massenmedien-basierte Angebote im Internet erkennbar. Die Vorschläge der betroffenen Frauen überwiegen die der Männer, so dass hier ein zusätzlicher geschlechtsspezifischer Bedarf erkennbar sein dürfte.

6.2 Diskussion der eigenen Veröffentlichungen und ergänzender Kommentar

6.2.1 Vergleich der Patienteninformation bei Krebs in Europa, speziell West- und Osteuropa am Beispiel von Deutschland und Ungarn

In Ergänzung der Arzt-Patienten-Information im persönlichen Arzt-Patienten-Gespräch, sei es face-to-face oder via Telefon, steht Krebspatienten und ihren Angehörigen in Europa in fast allen Ländern ein breites Angebot von Massenmedien zur Nutzung zur Verfügung. Allerdings ist der Zugang zur ärztlichen Versorgung, speziell in der Krebsmedizin nicht in allen Ländern gleich gut. Ablesen lässt sich dies z.B. am bilateralen Vergleich der Krebsmortalität 2009 in Deutschland (D= Deutschland) und Ungarn (H=Hungary) gesamt (D: Männer 193, Frauen 121, H: Männer 316, Frauen 165 pro 100.000 Einwohner), speziell bei Darmkrebs (D: 19,2, H: 33,1).[295] Allerdings haben die sozioökonomisch benachteiligten Länder Osteuropas diese Problematik durchaus erkannt und investieren seit Anfang des 21. Jahrhunderts bedeutsam in die Krebsmedizin, so dass die Aufwendungen Ungarns im Jahr 2006 die Ausgaben Deutschland überholten (s. Abbildung):

Durch diese Investitionen in die Krebsmedizin ließ sich die Darmkrebssterblichkeit von Anfang des 21. Jahrhunderts bis 2009 in beiden Ländern signifikant senken (D: 22,8→19,2, H:37,5→33,1), ohne dass allerdings bisher Ungarn das Niveau der Krebsmortalität Deutschlands auch nur annährend erreichen konnte und immer noch bezüglich des Darmkrebses Schlusslicht in Europa ist.

[295] dx.doi.org/9789264181052-en

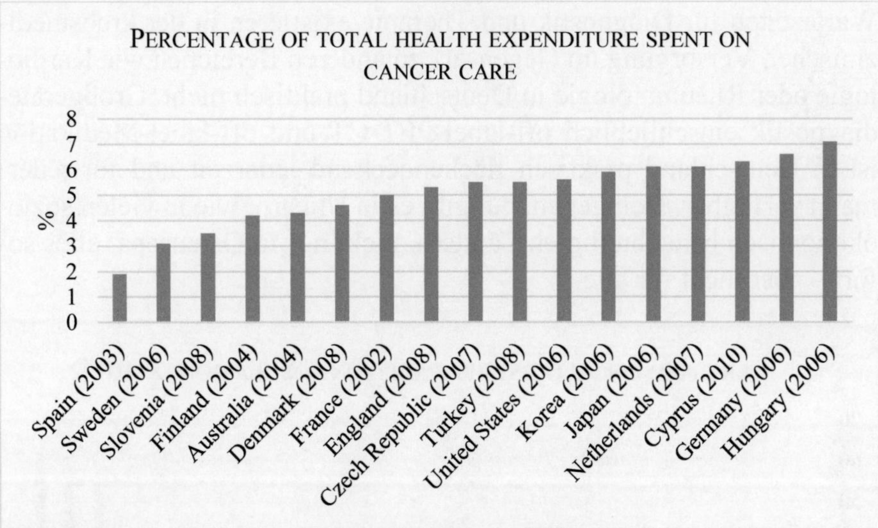

Abbildung 1: Investitionen in Krebsmedizin in Europa

Weitere Verbesserungen durch Annäherung Ungarns an die westeuropäische Krebsmedizin lassen sich aus dem OECD-Report Cancer Care 2013[296] hinsichtlich Onkologendichte (s. Abbildung, H:55, D: keine Angabe, aber Niederlande 10, Schweiz 22 pro 1 Million Einwohner), Anzahl der Strahlentherapieeinrichtungen (D: 4,8, H: 4,1 pro Million Einwohner) und Zulassung innovativer Medikamente (D und H: 9 von 10 innovativen Medikamenten von 1995 bis 2005 zugelassen) ablesen.

Allerdings ist aufgrund der weiten Entfernungen und der Schwierigkeiten der Erreichbarkeit eines Arztes bzw. des Zugangs zu einem Arzt je nach Zugehörigkeit zum öffentlichen oder privaten Versicherungsstatus, insbesondere eines Spezialisten in Krebsmedizin bezüglich Gastroenterologie in der Vorsorge und Onkologie/Strahlentherapie in der Therapie, in Ungarn nach eigener Kenntnis bisher noch keine vergleichbare Behandlungsintensität wie in Deutschland erreicht.

---

[296] OECD: *Health Policy Studie: Cancer Care*. – European Union 2013. ISSN 2074-3181.

Wartezeiten für Diagnostik und Therapie existieren in der krebsmedizinischen Versorgung im Gegensatz zu anderen Bereichen wie Kardiologie oder Rheumatologie in Deutschland praktisch nicht. Großgerätediagnostik einschließlich off-label-PET-CT und off-label-Medikation ist in Deutschland praktisch flächendeckend jederzeit und für jedermann verfügbar. Demgegenüber gibt es in Ungarn, wie in vielen sozioökonomisch benachteiligten Ländern, nicht nur in Osteuropa, alles sofort – aber nicht für alle.

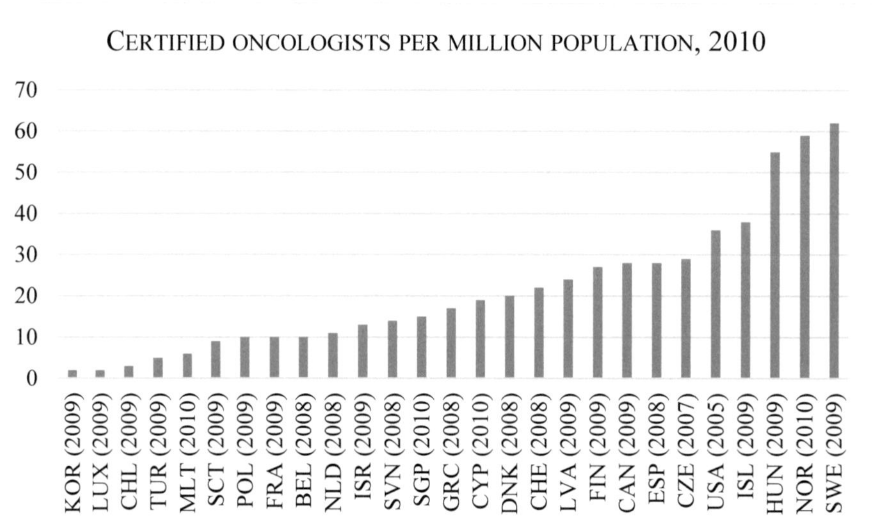

Abbildung 2: Variation der Onkologendichte in Europa

Während in der Regel die von Krebs betroffenen Patienten im 2. oder 3. Lebensdrittel erkranken, befinden sich die Angehörigen in der Regel im 1. oder 2. Lebensdrittel. Hieraus ergibt sich eine differenzierte Zuwendung und Nutzung von modernen Massenmedien wie Internet und sozialen Netzwerken, die vor allem den unter 60-jährigen Nutzern als Normalfall erscheinen. Demgegenüber sind die über 60-Jährigen mehr Printmedien und Digitalmedien wie Fernsehen zugewandt. Dies gilt umso mehr auch in der Gesundheitsinformation und der Information über die eigene als bedrohlich empfundene Erkrankung oder die der betroffenen Angehörigen.

In Anbetracht dieser Unterschiede in der Krebsmedizin zwischen Deutschland und Ungarn bzw. zwischen den Altersgruppen sind die Ergebnisse der eigenen Untersuchungen in Deutschland und Ungarn verständlich, wenn auch bezüglich der Nutzung der Massenmedien in Form des Internets, vor allem durch die Angehörigen in Ungarn, doch überraschend.

Erklären lässt sich die relative Zurückhaltung einzelner Patientengruppen bei der Nutzung von Massenmedien, speziell des Internets, zum einen durch die Relevanz des Faktors „Alter“ angesichts der betrachteten Alterskohorte um die 70 Jahre. Zum anderen erscheint der Zugang zu Arzt-Patienten-Gesprächen und Printmedien wie Infobroschüren durch die primärversorgenden Krebszentren wie Darmzentren in Deutschland für die Patienten und Angehörigen derart leicht, dass zumindest bei Darmkrebs eine ergänzende Krebsinformation durch Massenmedien wie Internet für Patienten und Angehörige nur einen geringen bis mäßigen Stellenwert hat.

Demgegenüber ist der Arztzugang in Ungarn in der Krebsmedizin nicht ganz so leicht wie in Deutschland. Dadurch erscheint erklärbar, dass ein größeres Bedürfnis nach leicht verfügbarer Zusatzinformation durch Online-Massenmedien wie dem Internet besteht und durch die Patienten, mehr aber noch durch deren jüngere Angehörige auch signifikant nachgefragt wird.

6.2.2 Angebot und Nutzung der von Massenmedien zur Verfügung gestellten Informationen durch Krebspatienten und deren Angehörige

Das Angebot an Informationen für Krebspatienten und Angehörige als Ergänzung des Arzt-Patienten-Gespräches ist strukturiert und vielgestaltig.

Strukturiert erhalten die Patienten mit Krebs und ihre Angehörigen durch die überwiegende Behandlung von soliden Tumorerkrankungen in Onkologischen Zentren, seien es Comprehensive oder Clinical Cancer Centers oder auch Organzentren, eine ergänzende Basisinformation über die Natur der Krankheit und den Behandlungspfad. Diese Information wird überwiegend in Form von Patientenbroschüren oder von den Krebszentren selbst gestalteten Informationsmappen in jedem Behandlungsfall abgegeben.

Allerdings enthalten diese Medien in der Regel wenig Information über Zweitmeinungs-Angebote, komplementäre Verfahren und die weitere im ambulanten Bereich verfügbaren psychoonkologischen Angebote. Dies ist zum einen durch die Angst vor dem Verlust der „Zentrumspatienten" begründet, die durch die Zweitmeinung oder eine komplementäre onkologische Behandlung in andere Behandlungspfade abgleiten könnten. Zum anderen ist das Angebot im Bereich der Psychoonkologie wenig umfangreich und überschaubar, so dass allenfalls der Verweis auf den Kostenträger, die kassenärztlichen Vermittlungsstellen oder die psychoonkologisch orientierten Psychologenberufsverbände aufgenommen werden könnten. Dies ist darin begründet, dass es ein strukturiertes psychoonkologisches Angebot in den onkologischen Tageskliniken und Schwerpunktpraxen aufgrund fehlender verpflichtender psychoonkologischer Versorgung sowie vollständig fehlender Honorierung derselben in der Regel nicht gibt.

Aufgrund dieser häufig unerfüllten Bedürfnisse onkologischer Patienten und ihrer Angehörigen greifen insbesondere die jüngeren Angehörigen wie Kinder und Enkel zu Krebsinformationen in den Massenmedien. Hier dürfte das jüngere Lebensalter mit der entsprechenden Sozialisation in den Internet-Medien bzw. im Internet mit seinen vielfältigen Formaten eine wesentliche Erklärung bieten. Die Patienten selbst orientieren sich eher an den Informationen aus dem Bereich der Printmedien.

Bei der erkennbaren Differenz zwischen Patienten und Angehörigen im Hinblick auf die Nutzung der Internet-Formate lässt sich allerdings ein gewisser Trend zur Nutzung von bekannten Bild-Medien wie Informationsvideos im Internet über Kanäle wie YouTube auch bei den älteren Patienten ableiten. Hier scheint das vertraute Format des Fernsehens in diesen Generationen als Vorläufer des Videos im Internet eine vorbereitende Rolle gespielt zu haben. Auch scheint es besser eingängig oder vermittelbar, ein selbst oder durch Angehörige aufgefundenes Video („Schau mal, was ich zu Deiner Krankheit gefunden habe") anzuschauen als Informationen am Bildschirm selbst zu erarbeiten, anzunehmen oder zu überreichen. Bei einer Videobetrachtung wird zudem bei der Vermittlung der Informationen über mehrere Kanäle (Bild, Ton, Schrift) eine höhere Akzeptanz infolge Ansprache verschiedener Gehirnareale erreicht. Dies führt zu einer höheren Effektivität im Hinblick auf das Verständnis und das Behalten bzw. das Speichern der Informationen.

Der im Bereich der Informationsmedien übliche Trend des besonders großen Interesses am jeweils Neuen oder – hier – zu Krankheitsbeginn, ließ sich auch angesichts des zunehmenden Desinteresses der Patienten an Krebsinformationen erkennen. Im Laufe der Erkrankung ließ das Bedürfnis nach ergänzender Massenmedien-Information zum Arzt-Patienten-Gespräch eher nach. Als Gründe hierfür dürfte das wachsende Vertrauen in die Behandler und die abnehmende Ungewissheit und Angst vor der noch nicht vertrauten Krankheit und ihrem Verlauf bzw. den zu erwartenden Behandlungsverfahren sein. Auch dürfte aber ein gewisser Sättigungseffekt an Informationen eingetreten sein, wenn nichts grundlegend Neues zu erfahren ist.

Gründe für eine Nicht-Nutzung der Online-Massenmedien sind vielfältig, häufig aber einfach durch die fehlende Affinität der Altersgruppen der Krebspatienten im 2. und 3. Lebensdrittel zu diesen Formaten begründet. Ein Mangel an Zugangsoptionen, insbesondere zum Internet, besteht in Deutschland nicht. Allerdings ist die Heranführung der Senioren an diese Medien noch nicht hinreichend entwickelt, wiewohl entsprechende Angebote diesbezüglich verfügbar sind.

6.2.3 Nutzung von Patienteninformation durch Krebspatienten und deren Angehörige in Deutschland in Relation zu anderen Ländern

Deutschland ist, was das Angebot an Krebsinformationen in Massenmedien betrifft, nicht unterversorgt. Bezüglich der Nachfrage existieren allerdings noch Hürden, wie z.B. Internet-Ablehnung und Scheu vor Telefonberatung.

Demgegenüber setzen die europäischen Länder, aber auch die angloamerikanischen Länder einschließlich USA und Australien in der Zusatzinformation zum Arzt-Patienten-Gespräch zunehmend auf Massenmedien-gestützte Kommunikationsformen. Dabei sind die beiden Trends des Internet-Angebotes in den USA und der Telefonberatung in Großbritannien und Australien besonders zu betonen.

Während Internet-Formate eines relativ geringen Personalaufwandes bedürfen, haben sie allerdings mit dem Nachteil des Zugangshemmnisses bei älteren und sozioökonomischen Randgruppen, insbesondere ärmeren und bildungsfernen Schichten, zu kämpfen. Die sozioökonomischen Randgruppen überwinden dieses Defizit in den letzten Jahren durch die zunehmende Verfügbarkeit und Nutzung von Internet-Formaten über Smartphones sowie über im Rahmen von Sozialleistungen zugänglichen Computern in Hartz-IV-Haushalten. Allerdings ist die Hürde der Internet-Sozialisation bei Menschen höheren Alters, die insbesondere als Krebspatienten betroffen sind, für die Internet-Formate zur Zeit nur durch spezifische Angebote an ältere Menschen, vor allem aber indirekt durch selektive Information über Angehörige, insbesondere über deren Kinder und die nachfolgende Generation, zu nehmen.

Demgegenüber verursacht die Telefonberatung bedeutsamen personellen und strukturellen Aufwand, insbesondere bei dezentralem Angebot mit Vernetzung und Kompensation durch EDV-Techniken bei bestehenden Defiziten oder Personalmangel. Insofern erscheint der Ausbau der bisher niederschwelligen Angebote wie des Krebsinformationsdienstes in Heidelberg für die geplante neue Krebsinfo-Plattform mit zentraler Erreichbarkeit und Personalverfügbarkeit durch Verbreiterung des Angebots und Erhöhung des Angebotsdruckes angezeigt. So könnte und meines Erachtens sollte jeder im Rahmen seiner Erkrankungsdiagnose die Möglichkeit der Zweitmeinung über ein Telefonat mit der Krebsinfo-Plattform erhalten, evtl. nach Einreichung eines Standardbogens vom behandelnden Krebszentrum. Der Aufwand wäre organisierbar und das Risiko einer Fehlbehandlung reduzierbar. Zudem könnte die Zweitmeinung das Vertrauen in die geplante Krebsbehandlung deutlich stärken und gleichzeitig dabei helfen, das Misstrauen gegenüber der lokal vor Ort angebotenen Therapie („Gibt es nicht irgendwo in der Welt noch eine bessere Behandlung?“) signifikant abzubauen.

Auch die möglichen ergänzenden Hinweise auf komplementäre Verfahren oder deren Nutzlosigkeit im jeweiligen Fall sowie der grundsätzliche Hinweis auf die Nützlichkeit von psychoonkologischen Begleitmaßnahmen würde Bedürfnisse der Patienten und ihrer Angehörigen im frühen Krankheitsverlauf beantworten, antizipieren oder korrigieren.

Die medizinische, aber auch ökonomische Bedeutung von Patienteninformation aus Massenmedien bei Krebs besteht im Abbau von Ängsten über vorhandene oder angenommene Informationsdefizite, darüber hinaus und vor allem aber in der Vermeidung unsinniger oder nicht hinreichend evidenzbasierter Verfahren, überwiegend aus dem Gebiet der Komplementär- oder Alternativ-Onkologie. Hierzu könnten aktivere Beratungsformen, wie sie in Großbritannien und in Übersee in Form der erweiterten Telefon- und Internet-Angebote hinreichend existieren, dabei helfen, den Dschungel der Informationsangebote für den Krebspatienten und seine Angehörigen zu lichten.

6.2.4 Faktoren, die die Nutzung krankheitsrelevanter Informationen in den Massenmedien durch Patienten in Deutschland beeinflussen, dargestellt am Beispiel der Hormonabhängigkeit der Tumore

Wie aus den Krebsberatungsstellen und der persönlichen langjährigen Tätigkeit als Onkologe bekannt, besteht ein unterschiedlich starkes Bedürfnis nach Information bei Patienten und ihren Angehörigen, insbesondere bei der Erstdiagnose einer Krebskrankheit.

Differenzierende Einflussfaktoren sind hier überwiegend das Lebensalter, der Bildungsgrad, der Familienstand, das Vorhandensein von Kindern und wirtschaftlich bedürftigen Angehörigen sowie Vorerkrankungen wie Depression/Borderline-Erkrankungen und Vorerfahrungen.

Zusätzliche Einflussgrößen, die sich aus der Krebserkrankung selbst ableiten lassen, sind das Ausmaß der Krankheit einschließlich Symptomumfang, die Prognose der Erkrankung bezüglich Heilbarkeit mit kurativem Anspruch und Verbesserbarkeit von Symptomen mit palliativem Anspruch sowie der Wunsch nach Lebenszeit bei guter Lebensqualität im Regelfall.

Weitere krankheitsimmanente Stellgrößen sind dabei die Tumorart, insbesondere die Abhängigkeit des Tumors von körpereigenen Informationsübermittlern und Botenstoffen wie den Hormonen, und hier insbesondere den Sexualsteroiden. Die Patientengruppe mit hormonabhängigen Tumoren bei Frauen und Männern unterscheiden sich dabei nicht nur bezüglich einer grundsätzlich relativ guten Prognose von der Gruppe der Patienten mit nicht-hormonabhängigen Tumoren. Auch das Bedürfnis nach Zuwendung im Allgemeinen und Information bei Krebs im Besonderen ist bei diesen hormon-sensitiven Erkrankungen regelhaft ausgeprägter als bei den nicht hormonabhängigen Tumoren. Das heißt, das Wissen über die Gefahr des Lebensverlustes und der Lebensverkürzung korreliert regelhaft nicht mit dem Bedürfnis nach Zusatzinformation via Massenmedien über die Krebserkrankung neben dem Arzt-Patienten-Gespräch.

Die psychologische nachvollziehbare Annahme, dass bei Krebsarten mit einer größeren Wahrscheinlichkeit einer positiven Prognose das Interesse an zusätzlichen Informationen in dem Maße nachlässt, wie sich eine positive Prognose verifiziert, trifft zumindest bezüglich der erlebten Nachfrage nach Arzt-Patienten-Beziehung nicht zu.

Auch die fehlende Aussicht auf Heilung führt in der Regel nicht zu der erwarteten Resignation bezüglich einer Informationsbeschaffung, sondern zu einer diversifizierten Antwort (viel bis wenig Informationsbedürfnis) sowie zu einer möglichen Ergänzung bis zum Verlassen der schulonkologischen Behandlung in der Mehrzahl der Fälle („Ich greife nach jedem Strohhalm“).

Somit sind die Krankheit und ihre Untertypen immanente interne Faktoren als Treiber für das Informationsbedürfnis bei Krebs. Der äußere soziale Druck, als Individuum oder Teil der Gesellschaft verloren zu gehen, spielt demgegenüber keine so bedeutsame Rolle.

6.2.5 Entwicklung neuer Formate zur Information über Krebs in Deutschland (Internet, Videos, neue Krebs-Infoplattform)

Wie oben bereits ausgeführt, besteht eine erkennbare, insbesondere durch Alter und Sozialisation erklärbare Differenz zwischen Patienten und ihren Angehörigen im Hinblick auf die Nutzung der Online-Formate der Massenmedien.

Im Übrigen besteht im deutschsprachigen Raum eine gewisse Zurückhaltung, an Telefonbefragungen und -beratungen teilzunehmen.

Weiterhin lässt sich, wie ausgeführt, ein gewisser Trend zur Nutzung von bekannten Bild-Medien wie Informationsvideos im Internet über

Kanäle wie YouTube bei den in der Regel älteren Patienten ableiten. Hier scheint das vertraute Fernsehen als Vorläufer des Videos im Internet für diese Generation eine bahnende Rolle gespielt zu haben. Auch scheint es besser eingängig oder vermittelbar, ein selbst oder durch Angehörige aufgefundenes Video („Schau mal, was ich zu Deiner Krankheit gefunden habe") anzuschauen, als Information am Bildschirm anzunehmen oder zu überreichen.

Aufgrund dieser drei Faktoren wird sich eine Informationsplattform für Krebs nicht nur auf ein Medium wie die zentrale Krebs-Telefonberatung in Heidelberg oder anderswo beschränken dürfen, wiewohl dies strukturell, personell und inhaltlich als vorgeschlagene Zweitmeinungsinstitution gut begründbar umsetzbar wäre.

Vielmehr sollten zusätzlich leicht verfügbare und verständliche Medien wie das Internet, z.B. in Form von Internet-Terminals bei den Leistungsanbietern bereitgestellt und deren Nutzung im Rahmen von Aufenthalten im Krankenhaus oder während längerer ambulanter Behandlung durch Schulung vermittelt werden.

Ergänzt werden könnte auch die problemlose Bereitstellung von Informationsvideos, z.B. durch Barcode-Strichcodes oder durch mobiles Tagging von Quick Response Codes (QR-Codes), die die Patienten und ihre Angehörigen unmittelbar auf im Internet verfügbare Videos durch weitverbreitete Hardware wie Smartphones weiterleiten.

Die Krebs-Infoplattform der Zukunft wird daher nach dem Vorbild der angloamerikanischen Erfahrungen unter Beibehaltung und Stärkung eines qualifizierten, in Deutschland zentral zur Verfügung gestellten Telefonberatungsangebotes ergänzt werden müssen, nämlich durch Massenmedien einschließlich leichterer Zugangsoptionen wie dem Internet inklusive seines Subformates, des Informationsvideos auf Kanälen wie YouTube.

7. Zusammenfassung

7.1 Deutsch

Die von Massenmedien bereitgestellte Zusatz-Information für Krebspatienten und Angehörige in Deutschland ergänzt das Arzt-Patienten-Gespräch. Das Angebot umfasst traditionelle Medien wie die Printmedien, insbesondere die strukturiert über Krebszentren und deren Partner angebotenen Informationsbroschüren und -ordner zu den jeweiligen Krebserkrankungen. Darüber hinaus bedienen sich Krebspatienten und deren Angehörige aufgrund von Sorgen im Hinblick auf Unter- und Fehlbehandlung wegen bestehender existentieller Ängste weiterer Informationen aus digitalen Medien wie dem Fernsehen und zunehmend auch aus dem Internet mit seinen diversen Formaten. Allerdings sind die Patienten im 2. und 3. Drittel des Lebens hinsichtlich des Zugangs oder der Nutzung des Internets oft eingeschränkt und werden diesbezüglich durch ihre Angehörigen unterstützt.

Das Bedürfnis nach Krebsinformation ist am Beginn der Erkrankung höher, im Verlauf und bei Betroffenen mit hormonabhängigen Krebserkrankungen stärker als bei den nicht-hormonabhängigen, obwohl letztgenannte regelhaft prognostisch ungünstiger verlaufen.

Als Trend lässt sich neben der Nutzung von Homepages diverser Anbieter eine Nutzung von Informationsvideos erkennen, der durch das Fernsehen als digitales Vorläufer-Format vorbereitend gebahnt wurde. Eine Zurückhaltung bei der Nutzung der Internet-Information kann durch fehlende bisherige Internet-Sozialisation und -Schulung dieses Mediums erklärt werden und dürfte sich durch die Nutzung neuer Zugangsgeräte wie Smartphones mittelfristig ausgleichen. Kurzfristig sind entsprechende leichte Zugangswege zu Internet-Terminals bei Leistungsanbietern und Scannen von QR-Codes als Zugang zu Informationsvideos von denkbarem Nutzen.

Die geplante Entwicklung einer neuen Krebs-Infoplattform in Deutschland als Verbesserung des bestehenden Krebsinformationsdienstes in Heidelberg sollte neben einer Ausweitung und einem leichteren Zugang zur Telefonberatung über die Erkrankung auch Informationen über die sozialen und psychoonkologischen Probleme berücksichtigen, ebenso wie die anderen Massenmedien einschließlich Internet und Informationsvideos über Kanäle wie YouTube. Allerdings bleibt abzuwarten, ob sich diese neuen Medien durch die zunehmende Sozialisation der nachwachsenden Generationen im Hinblick auf den Umgang mit modernen Kommunikationsmitteln, insbesondere in Form von sozialen Medien, nur als weitere „Werkzeuge der Kundenpflege“ [297] oder als erweitertes Beratungsangebot für Krebspatienten und deren Angehörige bewähren.

7.2 Slowakisch

Informácia pre pacientov trpiacich rakovinou a pre rodinných príslušníkov v Nemecku dopĺňa rozhovor medzi pacientom a lekárom. Ponuka obsahuje tradičné médiá, ako sú printové médiá, hlavne štruktúrované informačné brožúry a informačné záložky k príslušnému ochoreniu rakoviny, ktoré ponúkajú rakovinové centrá a ich partneri. Okrem toho pacienti trpiaci rakovinou a ich rodinní príslušníci môžu z obáv o dostatočnú informovanosť a z chybného ošetrenia a na základe existujúceho existenčného strachu získavať ďalšie informácie z digitálnych médií, ako je televízia a v narastajúcej miere aj internet so svojimi rozličnými formátmi. Avšak pacienti sú spravidla na základe veku, v ktorom ochorejú, vo svojej 2. alebo 3. tretine života obmedzení v prístupe alebo používaní internetu a v tejto súvislosti ich podporujú ich rodinní príslušníci.

Potreba informácií o rakovine je na začiatku choroby vyššia, ako počas jej priebehu a u pacientov ochoreniami závislými od hormónov silnejšia ako pri tumoroch, ktoré nie sú závislé od hormónov, aj keď posledne menované prebiehajú z prognostického hľadiska horšie.

[297] *Die Netzheiler*. – Frankfurter Allgemeine Zeitung, 02.04.2014, Natur und Wissenschaft, Nr. 78, N1.

Popri používaní internetových stránok rôznych poskytovateľov služieb pre pacientov sa trendom stáva taktiež používanie informačných videí, ktorým ako digitálny predchodca formátu razila cestu televízia. Chýbajúci prístup k internetu je možné vysvetliť na základe doterajšej chýbajúcej socializácie a školení ohľadom používania tohto média a v dlhšej budúcnosti by sa mal vyrovnať na základe využívania nových prístupových prístrojov, ako sú smartfóny. V kratšej budúcnosti bude možné používať zodpovedajúce ľahšie prístupové cesty k internetovým terminálom u poskytovateľov služieb a po nascanovaní QR-kódu ako prístupu k informačným videám.

Plánovaný vývoj novej informačnej platformy o rakovine v Nemecku ako zlepšenie existujúcej informačnej služby k ochoreniam rakoviny v Heidelbergu by mal popri rozšírení a ľahšom prístupe k telefonickému poradenstvu nielen o chorobe, ale aj o sociálnych a psychologických problémoch zohľadňovať aj iné masmédiá, vrátane internetu a informačných videí cez kanály, ako je YouTube. Je však potrebné vyčkať, či sa na základe narastajúcej socializácie dorastajúcej generácie s modernými komunikačnými prostriedkami, hlavne vo forme sociálnych médií, etablujú tieto nové médiá len ako ďalšie „nástroje starostlivosti o zákazníkov“ alebo ako rozšírená ponuka poradenskej činnosti pre pacientov trpiacich rakovinou a ich rodinných príslušníkov.

7.3 Ungarisch

A rákbetegek és hozzátartozóik részére szóló, tömegkommunikációs eszközökkel történő tájékoztatás Németországban az orvos és betege közötti beszélgetés kiegészítő része. Ez az ajánlat magába foglalja a hagyományos médiákat, mint pl. a nyomtatott médiát, különösen a strukturált az onkológiai gyógyító centrumokról (rákközpontokról) és partnereikről a mindenkori rákos megbetegedésre vonatkozóan tájékoztató információs brosúrákat és mappákat. Ezen felül a rákban szenvedő betegek és hozzátartozóik élnek a nem elegendő vagy a hibás kezelés miatti aggodalomból és a fennálló egzisztenciális félelmek miatt a digitális médiákból, mint pl. a televízióból, és a növekvő számban és formában az interneten nyert egyéb információk lehetőségével. Bár életük második és harmadik harmadában lévő betegek számára az internethez való hozzáférés és annak használata gyakran korlátozott, hozzátartozóik ebben segítik őket.

A káros megbetegedésről szóló információkra vonatkozó igény a megbetegedés elején nagyobb, és a hormonfüggő rákos megbetegedésben szenvedőknél a betegség lefolyása alatt erősebb, mint a nem hormonfüggő rákos megbetegedésben szenvedők esetében, habár az utóbb említett megbetegedések lefolyása szabály szerint prognosztikusan kevésbé kedvező. Trendként mutatkozik a különböző szolgáltatók honlapjainak használata mellett az információs videók használata, mely a televíziózás, mint digitális előfutár-formátum által alakult ki. Az internetes információk visszafogott használata az eddigi internet-szocializáció és erre a médiumra vonatkozó képzettség hiányával magyarázható, mely az újabb, internet-hozzáférést biztosító eszközök, mint az okostelefon, használata által valószínűleg középtávon ki fog egyenlítődni. Rövidtávon elképzelhetően hasznosnak mondható a szolgáltatók által kínált internet-terminálokhoz való könnyű hozzáférési lehetőség és a QR-kódok tájékoztató videókhoz való hozzáférés érdekében történt beszkennelése. A már fennálló, rákos megbetegedésről való tájékoztatási szolgáltatás tökéletesítéseként Heidelbergben tervezett németországi új információs platform kialakítása során a betegséggel kapcsolatos telefonos tanácsadás kiszélesítése és hozzáférésének megkönnyítése mellett a szociális és pszicho-onkológiai problémákra vonatkozó információkat is figyelembe kell venni, valamint a többi más tömegkommunikációs eszközt is, beleértve az internetet és az olyan csatornákon, mint a YouTube elérhető tájékoztató videókat is. Mindazonáltal azt még a jövő dönti el, hogy a felnövekvő új generáció a modern kommunikációs eszközök használatára, különösen a szociális médiákra vonatkozó fokozódó szocializációja által ezek az új médiák „az ügyféllel való kapcsolattartás egy további eszközének" vagy egy a rákban szenvedő betegek és hozzátartozóik részére kibővített tanácsadási lehetőségnek bizonyulnak.

8. Bibliographie

ABT-ZEGELIN, A.: *Patienteninformationszentren als pflegerisches Handlungsfeld: Aufbau und Gestaltung*. – Hannover: Schlütersche, 2007.

ALBER, J., KOEHLER, U.: *Health and care in an enlarged Europe. European Foundation for the improvement of living and working conditions*. – Dublin 2004.

AUSTRALIAN COUNCIL FOR SAFETY AND QUALITY IN HEALTH CARE AND AUSTRALASIAN COUNCIL OF HEALTH CARE: *Complaints Commissioners. Better practice guidelines on complaints management for health care services*. – Commonwealth of Australia, Canberra, 2004.

BALDRY, E.: *The development of the health consumer movement and its effect on value changes and health policy in Australia*. – PhD Thesis. School of Health Services Management. The University of New South Wales. Sydney, 1992.

BARTSCH, H.H., et al.: *Gemeinsame Entscheidung in der Krebstherapie – Arzt und Patient im Spannungsfeld der Shared Decision*. – Karger 2004.

BASTIAN, H.: *Kommunikation und Partizipation – Patientenberatung im australischen Gesundheitssystem*. – In: SCHAEFFER, D., SCHMIDT-KAEHLER, S.: *Lehrbuch der Patientenberatung*. 2. Aufl. – Bern: Huber, 2012, S. 279-290.

BILLINGS, J., LAICHSENRING, K.: *Integrating Health and Social Care Service for Older Persons. Evidence from Nine European Countries*. – Aldershot, Hampshire: Ashgate, 2005.

BORGETTO, B.: *Selbsthilfe und Gesundheit. Analysen, Forschungsergebnisse und Perspektiven in der Schweiz und Deutschland.* – Bern: Huber, 2004.

BRAUNEGGER-KALLINGER, G., FORSTER, R., NOWAK, P.: *Selbsthilfe in Österreich – Ergebnisse einer umfassenden empirischen Studie zur*

Situation der Selbsthilfe in Österreich. – In: DAG SHG. Selbsthilfejahrbuch 2010. – Gießen: Deutsche Arbeitsgemeinschaft Selbsthilfegruppen e.V., 2010, S. 176-188.

DEDONDER, J.L.: *A methodological study of self-disclosure in chronically ill patients.* – Dissertation, University of Kansas. School of Nursing. Kansas City, 1991.

DEPARTMENT OF HEALTH: *Delivering 21st century IT support for the NHS.* – London: Department of Health, 2002.

DIERKS, M.L.: *Information über die Qualität der gesundheitlichen Versorgung – Erwartungen und Forderungen der Patienten.* – In: KLAUBER, J.: *Krankenhausreport 2004. Schwerpunkt: Qualitätstransparenz – Instrumente und Konsequenzen.* – Stuttgart: Schattauer, 2005, S. 135-150.

DIERKS, M.L.: *Empowerment und die Nutzer im Deutschen Gesundheitswesen.* – Habilitationsschrift. Medizinische Hochschule Hannover, 2001.

DIETZFELBINGER, H.: *Ärztliche Aufklärungsgespräche in der Hämatoonkologie.* – In: DORFMÜLLER, M.: *Psychoonkologie.* 3. Aufl. – München: Urban & Fischer, 2009, S. 121-126.

DIETZFELBINGER, M.: *Die ärztliche Wahrheitspflicht nach der medizinischen und juristischen Literatur von 1924 bis 1969.* – Inaugural-Dissertation, Marburg, 1972.

DORFMÜLLER, M.: *Die Einflüsse der Massenmedien auf Kommunikation und Informationsbedürfnis.* – In: DERS.: *Psychoonkologie.* 3. Aufl. – München: Urban & Fischer, 2009, S. 107-110.

DORFMÜLLER, M.: *Das Angehörigen-Gespräch aus medizin-psychologischer Sicht.* – In: DERS.: *Die ärztliche Sprechstunde.* – Landsberg: Ecomed Verlagsgesellschaft, 2001.

EPSTEIN, S.: *Patient groups and health movements.* – In: HACKETT, E.J., et al.: *Handbook of Science and Technology Studies.* – Cambridge, Massachusetts: MIT Press, 2008.

FORSTER, R., NOWAK, P., BACHINGER, G.: *Patientenberatung und -information in Österreich.* – In: SCHAEFFER, D., SCHMIDT-KAEHLER, S.:

Lehrbuch der Patientenberatung. 2. Aufl. – Bern: Huber, 2012, S. 265-277.

GANN, B.: *NHS Direct. Patientenberatung und -information in Großbritannien*. – In: SCHAEFFER, D., SCHMIDT-KAEHLER, S.: *Lehrbuch der Patientenberatung*. 2. Aufl. – Bern: Huber, 2012, S. 257-264.

GERLICH, P., PFEFFERLE, R.: *Tradition und Wandel*. – In: DACHS, H., et al.: *Politik in Österreich. Das Handbuch*. – Wien: Manz, 2006, S. 501-511.

HABL, C., BACHNER, F.: *Das österreichische Gesundheitswesen im internationalen Vergleich*. – Wien: Österreichisches Bundesinstitut für Gesundheitswesen, 2010.

HENSJÖ, L.O., WALLIN, B., HAUFFMANN, S.: *Patientenberatung in Schweden*. – In: SCHAEFFER, D., et al.: SCHAEFFER, D., SCHMIDT-KAEHLER, S.: *Lehrbuch der Patientenberatung*. 2. Aufl. – Bern: Huber, 2012, S. 303-312.

HESS-LÜTTICH, E.W.B., KÖNIG, J.C.L.: *Medizinische Kommunikation*. – In: UEDING, G.: *Historisches Wörterbuch der Rhetorik*. Bd. 10 (2011) – Darmstadt: WBG, 1992ff., S. 660-669.

HOFMARCHER, M., RACK, H.: *Health Systems in Transition: Austria* – Health System Review, European Observatory of Health Systems and Health Policy. – Wien: Medizinisch Wissenschaftliche Verlagsgesellschaft, 2006.

HUNDERTMARK-MAYSER, J., MÖLLER, B.: *Selbsthilfe im Gesundheitsbereich*. – Berlin: Robert-Koch-Institut, 2004.

LEOPOLD, C., HABL, C., MORAK, S.: *Leistungsfähigkeit des österreichischen Gesundheitssystems im Vergleich*. – Wien: Gesundheit Österreich GmbH Geschäftsbereich ÖBIG, 2008.

NATIONAL HEALTH AND MEDICAL RESEARCH COUNCIL: *General guidelines for medical practioners on providing information to patients*. – Commonwealth of Australia, Canberra, 1993.

NATIONAL INSTITUTE OF CLINICAL STUDIES: *The impact of the Internet on consumers' health behaviour*. Prepared by the Centre for General

Practice and the Centre for Evidence Based Practice. – Melbourne: University of Queensland, 2003.

NOWAK, P.: *Wohin geht die Selbsthilfe in der Gesundheitsgesellschaft?* – In: MEGGENEDER, O.: *Selbsthilfe im Wandel der Zeit. Neue Herausforderungen für die Selbsthilfe im Gesundheitswesen.* – Frankfurt: Mabuse, 2011, S. 41-66.

PELINKA, A.: *Das politische System Österreichs.* – In: ISMAYR, W.: *Die politischen Systeme Westeuropas.* – Wiesbaden: VS, 2009, S. 607-641.

SCHAEFFER, D.: *Patientenberatung in Deutschland.* – In: SCHAEFFER, D., SCHMIDT-KAEHLER, S.: *Lehrbuch der Patientenberatung.* 2. Aufl. – Bern: Huber, 2012, S. 159-183.

SCHLETTE, S.: *Patientenberatung in den USA: Das Internet ist besser als der Arztbesuch.* – In: SCHAEFFER, D., SCHMIDT-KAEHLER, S.: *Lehrbuch der Patientenberatung.* 2. Aufl. – Bern: Huber, 2012, S. 291-300.

SCHMID, E., et al.: *Patientencoaching, Gesundheitscoaching, Case Management. Methoden im Gesundheitsmanagement von morgen.* – Berlin: Medizinisch Wissenschaftliche Fachgesellschaft, 2008.

STULZ, P.: *Live-Sendung chirurgischer Operationen im Fernsehen.* – In: STULZ, P., ROMANO, G.: *Medien und Medizin.* – Zürich: Chronos Verlag, 2008, S.106.

TÁLOS, E.: *Vom Siegeszug zum Rückzug. Sozialstaat. Österreich 1945-2005.* – Innsbruck: Studien Verlag, 2005.

THOMPSON, T.: *Die Beziehung zwischen Patienten und professionellen Dienstleistern des Gesundheitswesens.* – In: HURRELMANN, K.: *Moderne Gesundheitskommunikation. Aufklärungsgespräch zur E-Health.* 1. Aufl. – Bern: Hans Huber, 2001, S. 73-93.

TOLSTOI, L.: *Der Tod des Iwan Ilijtsch.* – Stuttgart: Reclam, 1981.

TROJAN, A.: *Der Patient im Versorgungsgeschehen: Laienpotential und Gesundheitsselbsthilfe.* – In: SCHWARTZ, F.W., et al.: *Public Health. Gesundheit und Gesundheitswesen.* 3. Aufl. – München: Urban & Fischer, 2011.

ZOK, K.: *Anforderungen an die Gesetzliche Krankenversicherung. Einschätzungen und Erwartungen aus der Sicht der Versicherten.* – Bonn: Wissenschaftliches Institut der AOK, 1999.

MAGAZINE, ZEITUNGEN, ZEITSCHRIFTEN

BASTIAN, H.: *Speaking up for ourselves: The evolution of consumer advocacy in health care. International*. – Journal of Health Tech Assess Health Care 14(1998)1:3-23.

BASTIAN, H.: *Just how demanding can we get before we blow it?* – BMJ-British Medical Journal 326(2003)7426:1277-1278.

BEISECKER, A.E., et al.: *Patient information-seeking behaviors when communicating with doctors*. – Medical care. 28(1990)19-28.

BESSELL, T.L., MCDONALD, S., SILAGY, C.A.: *Do internet interventions for consumers cause more harm than good? A systematic review*. – Health Epect 5(2002)1:28-37.

BOWKER, J.: *Cancer, individual process, and control: A case study in metaphor analysis*. – Health Communication 8(1996)91-104.

BROWN, P., ZAVESTOSKI, S., MCCORMICK, S.: *Embodied health movements: new approaches to social movements in health*. – In: Sociology of health & illness 26(2004)1,50-80.

BRUCH, H.-R.: *Oncological Patient Informations in the Mass Media using Bowel Cancer as an Example*. – In: GROTH, K.U., SCHREIBER, R. (Hg.): *Scientia Nova. Das interdisziplinäre Wissenschaftsmagazin.* – Band 18(2014)43-58, Ludwigshafen: Marosi Verlag.

BRUCH, H.-R.: *Onkologische Patienteninformation in Massenmedien am Beispiel des Darmkrebses*. – In: GROTH, K.U., SCHREIBER, R. (Hg.): *Scientia Nova. Das interdisziplinäre Wissenschaftsmagazin.* – Band 18(2014)7-22, Ludwigshafen: Marosi Verlag.

BRUCH, H.-R.: *Patienteninformation in Massenmedien wie dem Internet bei hormonabhängigen und hormonunabhängigen Krebsarten*. – Wissenschaftszeitschrift 6(2014), im Druck.

BRUCH, H.-R.: *Patienteninformation: Wichtige Fragen an den Onkologen.* – Neue Post 2(2014)44f.

BRUCH, H.-R.: *Patient Information in the Mass Media such as the Internet about Hormone-dependent and Hormone-independent Cancers.* – In: GROTH, K.U., SCHREIBER, R. (Hg.): *Scientia Nova. Das interdisziplinäre Wissenschaftsmagazin.* – Band 18(2014)107-116, Ludwigshafen: Marosi Verlag.

BRUCH, H.-R.: *Vorsorgekoloskopie.* – Vive 03, 2013, 62-63.

BRUNS, F., BÜNTZEL, J., MÜCKE, R., et al.: *Spurenelemente-Supplementation in der Onkologie: Einfluss der Internetinformationen.* – Trace Elem Electroly 27(2010)45-48.

CALIFORNIA HEALTH CARE FOUNDATION: *The Social Life of Health Information, chronic disease and the Internet*: Chef.org/publications/2009/06/the-social-life-of-health-information

CEGALA, D.J., et al.: *A study of doctors' and patients' perceptions of information processing and communication competence during the medical interview.* – Health Communication 7(1995)179-203.

DEACON, P, BUCKLEY SMITH, J.: *Information partnerships building a health gateway – HealthInsite.* – Health Information and Libraries Journal 21(2004)1:62-64.

Die Netzheiler. – Frankfurter Allgemeine Zeitung, 02.04.2014, Natur und Wissenschaft, Nr. 78, N1.

DKFZ. Pressemitteilung 25.4.2014 – In: Medical Tribune, 2/April 2014, S. 13.

EPSTEIN, R.M., et al.: *Perspectives on patient-doctor communication.* – Journal of Family Practice. 37(1993)377-388.

ESCHITI, V.S.: *Lessons from comparison of Cam use by women with female-specific cancers to others: it's time to focus on interaction risks with CAM therapies.* – Integr Cancer Ther 6(2007)313-344.

FISHER, S.: *Doctor-patient communication. A social and micro-political performance.* – Sociology of Health and Illness 6(1984)1-29.

FORSTER, R.: *Funktionen gesundheitsbezogener Selbstorganisation – eine Analyse am Beispiel einer österreichischen Untersuchung.* – SWS-Rundschau 49(2009)4, 468-490.

FRANKE, J.: *Boning up on bedside manner.* – Texas Medicine 91(1995)32-36.

Freizeit aktuell. – 10. November 2013, S. 63ff.

GAISSER, A.: *Der Onkologe* 2013;12:1080-1082.

GIMELIUS, R., et al.: *Information to and communication with cancer patients: Improvements and psychosocial correlates in a comprehensive care program for patients and their relatives.* – Patient Education and Counseling 25(1995)171-182.

GREENHALGH, T.: *Patient and public involvement in chronic illness: beyond the expert patient.* – British Medical Journal, 338(2009)b49.

HÜBNER, J., SENF, B., MÜNSTEDT, K., et al.: *Wenn Tumorpatienten über „Andere Methoden" chatten. Eine Analyse der Beiträge von Betroffenen im Krebskompass.* – Der Onkologe 20(2014)364-370.

JENKINS, P., GANN, B.: *NHS Direct as a multi-channel information service.* – British Journal of Health Care computing 19, Nr. 40, 20-21.

JENKINS, P., GANN, B.: *NHS Direct Online in 2003.* – British Journal of Healthcare Computing & Information Management 20, Nr. 6, 25-27.

KAULEN, H.: Und was will ich? – Frankfurter Allgemeine Sonntagszeitung, 26.01.2014, S. 55.

KERBEL, B.: *Gut informiert – weniger hilflos.* – Süddeutsche Zeitung, München (2008), Nr. 152, S. 9. Bericht über eine Podiumsdiskussion des Gesundheitsforums der SZ vom 24.06.08 unter dem Titel „Fragen Sie Ihren Arzt oder Apotheker – Patienteninformation 2008"

KÖHLE, K.: *Aufklärung von Patienten im fortgeschrittenen Krebsstadium.* – MMW 126(1984)214-219.

lifeline. – Herbst 1-2013, S. 34f.

MERIC, F., BERNSTAM, E.V.: *Breast cancer on the world wide web.* – BMJ-British Medical Journal 324(2002)7337:581-582.

MORROW, G.R., et al.: *Improving physician patient communications in cancer treatment.* – Journal of Psychosocial Oncology 1(1983)93-101.

NEUHAUSER, L., KREPS, G.L.: *Ehealth Communication and Behaviour Change: Promise and Performance.* – Social Semiotics 20(2010),1:9-27

OECD: *Health Policy Studie: Cancer Care.* – European Union 2013. ISSN 2074-3181.

PRUYN, J.F.A., et al.: *Cancer patients personality characteristics physician-patient communication and adoption of the Moerman diet.* – Social Science and Medicine 20(1985)841-847.

SAWICKI, P.: *Quality of health care in Germany. A six country comparison.* – Medizinische Klinik 100(2005)755-768.

SCHLÖMER-DOLL, U., et al.: *Information und emotionale Unterstützung.* – Dtsch Ärztebl 97(2000)A3076-A3081.

SCHOEN, C., OSBORN, R., TRANS, H.P.: *Primary care and health system performance: Adults' experiences in five countries.* – Healths affairs – Web Exclusive, 2004, W4: 487-503.

SCHRADER, M.: *Burden or relief: do second-opinion centers influence the quality of care delivered to patients with testicular germ cell cancer?* – Eur Urol 57(2010)867-72.

STIFTUNG WARENTEST: *Mehr schlecht als recht.* Test, Nr. 3, 2004, S. 91-94

THOMSEN, H.: *Ärztliche Zweitmeinung.* Schnelle und unbürokratische Hilfe der AOK NORDWEST Krebsgesellschaft Jahresmagazin 2013/2014, 24.

VOLKENANDT, M.: *Zur ärztlichen Aufklärung von Patienten mit malignen Melanomen.* – Akt Dermatol 21(1995)182-187.

WIESING, U.: *Aufklärung von Tumorpatienten.* – Dtsch Ärztebl 98(2001)A1366.

WILLIAMS, O.A.: *Patient knowledge of operative care.* – Journal of the Royal Society of Medicine, 86, 328-331.

Webseiten

- aekno.de/downloads/aekno/Patientenberatung-nrw.pdf
- aekno.de/page.asp?pageID=64
- aekno.de/page.asp?pageID=8242
- aerzteblatt.de/pdf/98/6/a286.pdf
- aerztezeitung.de/politik_gesellschaft/praevention/article/848743/darmkrebs-vorsorge-brief-maennern-ankommt.html
- aerztezeitung.de/politik_gesellschaft/praevention/article/855527/dkk-2014krebsinformation-soll-ausgebaut.html
- aok-bv.de/presse/medienservice/ratgeber/index_10847.html
- aok.de/hessen/gesundheit/beratung-und-hilfe-Patientenberatung-15435.php
- ardmediathek.de/das-erste/mittagsmagazin/neue-methode-bei-darmkrebs-operationen?documentId=17465234
- awmf.org/leitlinien/detail/ll/021-007OL.html
- begehbare-organe.de/darmmodell.html
- bgap.de
- bild.de/ratgeber/gesundheit/darmkrebs/live-sprechstunde-mit-krebs-ex perten-1156 6778.bild.html
- bmg.bund.de/praevention/Patientenrechte/Patientenrechtegesetz.html
- bonner-onkologen.de/behandlungen/zweit-meinung/zweit-meinung.html
- brustkrebs-forum.com/
- chi.charite.de/behandlung/krebserkrankungen/darmkrebs/
- darmkrebs.de/sorgen-soziales/selbsthilfegruppen/
- darmkrebszentrale.de/serviceseite/hilfreiche-adressen-und-links. – Hrsg. Roche
- darmzentrum-bonn.de/Diagnose_Darmkrebs.htm
- dccv.de

- deutsche-apotheker-zeitung.de
- dgho-onkopedia.de/de/onkopedia/leitlinien/kolonkarzinom
- dgk.de/marburg-gegen-darmkrebs.html
- dgvp.de
- dx.doi.org/9789264181052-en
- Elga.gv.at
- europacolon.sk
- europeancancerleagues.org/about-ecl/ecl-members/54-hungary.html
- europeancancerleagues.org/about-ecl/ecl-members/62-slovakia.html
- esmo.org/Patients/Patient-Guides/Colorectal-Cancer
- extern1.mz-web.de/mz-mec/chatProtocol.do?action=show&topicId=246&1268385 331132
- facebook.com/dedoc.diabetes?fref=ts
- faz.net/aktuell/wissen/medizin/immer-oefter-zweitmeinung-vorsicht-arzt-1172906 4.html
- felix-burda-stiftung.de
- felix-burda-stiftung.de/flyer-plakate/index.php?
- Fgz.co.at/Netzwerk-frauengesundheitszentren-oesterreich.89.0.html
- focus.de/gesundheit/ratgeber/tid-24406/krebs-zweitmeinung-hmo_aid_691817.html
- forum.prostatakrebs-bps.de/misc.php?do=showrules
- FOX, S.: *The Power of mobile. 80 % of internet users look for health information online*: Pewinternet.org/~/Commentary/2010/september/The-power-of-mobile.aspx
- gastro-theilmeier.de/index.php?cid=137&PHPSESSID=8b7152af6fb3cff335528e6c5b2c6e94
- general-anzeiger-bonn.de/region/kreis-ahrweiler/remagen/Remagener-Klinik-oeffnet-ihre-Tueren-article1173050.html
- germany.travel/media/pdf/marktinformationen.../Ungarn.pdf
- gesundheits.de/bagp/BAGP-Dokumente/beratungsstandards.pdf

- google.de/url?sa=t&rct=j&q=&esrc=s&source=web&cd=1&ved=0CCwQFjAA&url=http%3A%2F%2Fwww.hbh-kliniken.de%2Fhbh%2Fdokumente%2FSingen%2FFachbereiche%2FKrebszentrum%2F850_Flyer_Tumorpatienten.pdf&ei=4kX_UtyaG4qWtAaGxYCgCg&usg=AFQjCNGJWbMOUaRdJqQ8cUwsg-iiDyAhLA
- google.de/url?sa=t&rct=j&q=&esrc=s&source=web&cd=2&cad=rja&ved=0CDYQFjAB&url=http%3A%2F%2Fwww.candole.com%2Ffiles%2FCandole%2520Partners%2520-%2520%2520Markets%2520sample%2520-%2520Oncology%2520in%2520Slovakia.pdf&ei=RGICU4CyA8aBtAaW_IDICw&usg=AFQjCNEubccs4n2J40rMjf8E8ZPDkG7kPg
- google.de/url?sa=t&rct=j&q=&esrc=s&source=web&cd=6&cad=rja&ved=0CEUQFjAF&url=http%3A%2F%2Fec.europa.eu%2Fenlargement%2Farchives%2Fpdf%2Fkey_documents%2F2000%2Fsk_de.pdf&ei=EWECU8CFFdHJsgaE2IHoDg&usg=AFQjCNGf4wrJZeGo9x_lNwe4lmmjtp0q-w
- google.de/url?sa=t&rct=j&q=&esrc=s&source=web&cd=8&ved=0CFwQFjAH&url=http%3A%2F%2Fwww.raphaelsklinik.de%2Fsites%2Fdefault%2Ffiles%2Fraphaelsklinik%2Fdateien%2Fdownloads%2Fpatientenbroschuere.pdf&ei=TkD_Up2kEMSWtAbty4HQDg&usg=AFQjCNH_bIsCwMSk3pWjPnVA3Jk2bGgQMg
- gov.au/tis/doctor.htm
- gtai.de/GTAI/Navigation/DE/Trade/maerkte,did=592852.html
- hcccc.charite.de/angebote/zweitmeinung/
- hcin.org/home/hcinhome/tabid/154/default.aspx
- health.nsw.gov.au/health-public-affairs/mhcs
- healthconnect.gov.au
- healthwise.org/insights/Information-therapy.aspx
- hksh-bonn.de
- ich-geh-da-hin.de/tl_files/ichgehdahin/Layout/ich-geh-da-hin300px.jpg

- idzb.de/
- ilco.de/darmkrebs
- invidis.de/2013/02/health-care-tv-wartezimmer-informiert-im-marz-uber-darmkrebs/
- itunes.apple.com/de/app/focus-arzteliste/id496203103?mt=8
- jameda.de/presse/pressemeldungen/?meldung=78
- kbv.de/darmkrebs.html
- krebs-kompass.org
- krebs-kompass.org
- krebs-kompass.de/forumdisplay.php?f=21
- krebshilfe.de/wir-helfen/informations-und-beratungsdienst.html
- krebshilfe.de/wir-informieren/material-fuer-betroffene/blaue-ratgebe.html: Darmkrebs, Stand 3/2013.
- krebsinformation.de
- krebsinformationsdienst.de/wegweiser/adressen/ansprechpartner.php#inhalt8
- krebsinformationsdienst.de/wegweiser/broschueren/darmkrebs.php
- krebsinformationsdienst.de/wirueberuns.php
- krebs-kompass.de/forumdisplay.php?f=21
- krebs-kompass.org
- krebszweitmeinung.de
- kvb.de/fileadmin/kvb/dokumente/Praxis/Infomaterial/GesundheitPraevention/KVB-Broschuere-Patienteninformation-Darmkrebsfrueherkennung.pdf
- malteser-krankenhaus-bonn.de/01.Patienten/01.02.Fachbereiche_Zentren/Urologie/Prostatazentrum.htm
- malteser-krankenhaus-bonn.de/01.Patienten/01.05.Beratung_und_Hilfe/Sozialdienst.htm
- malteser-lungenzentrum.de/
- marien-hospital.com/klinik/brustzentrum/das-team-brustzentrum/

- mdk-nordrhein.de/746.htm
- medfuehrer.de/Onkologie
- mediadoctor.org.au
- mytomorrows.com/
- nabs.org.au
- nbcc.org.au
- ndr.de/fernsehen/sendungen/visite/chat/chatdarmkrebsvorsorge101.html
- onkologie-aspekte.de
- oz-bonn.de/fileadmin/downloads/Broschüre_OZ_2013.pdf
- oz-bonn.de/nc/partner/partner/apotheke.html?type=98&print=1
- Patientenbeauftragter.de/front_content.php?idart=18
- Patientenbeauftragter.de/front_content.php?idcat=4&lang=1
- Patientenbeauftragter.de/front_content.php?idcat=7&nextstep=&idart=96
- Patientenschutz.de
- PEW RESEARCH CENTER INTERNET & AMERICAN LIFE PROJECT AND CALIFORNIA HEALTHCARE FOUNDATION: *The Social Life of Health Information, Chronic Disease and the Internet*: Chef.org/publications/2009/06/the-social-life-of-health-information/#ixzzlHMFkLfj8
- psychotherapiesuche.de
- qualimedic.de/alle_sprechstunden.html
- reha-servicestellen.de
- roche.de/pharma/indikation/onkologie/darmkrebs/5000.html
- sl.nsw.gov.au/health
- station24.de/kommunikation-und-beratung/-/content/detail/IMPORT_4712
- test.de/Apotheken-Selten-gut-beraten-1859514-0/
- thieme-compliance.de/produkte/aufklaerungsboegen-mit-durchschreibesatz/

- tk.de/centaurus/servlet/contentblob/197958/Datei/1744/TK-Broschuere-Darmkrebs-Frueherkennung.pdf
- tumorzentrum-bonn.de/broschueren/Wegweiser2002_Bonn.pdf: „Pflegeberatung“
- tumorzentrum-bonn.de/broschueren/Wegweiser2002_Bonn.pdf: „Psychoonkologie“
- tumorzentrum-bonn.de/broschueren/Wegweiser2002_Bonn.pdf: „Psychosoziale Hilfe“
- tumorzentrum-bonn.de/fakten.htm
- tv-wartezimmer.de/pressedownload/Gesundheit-A-Z/darmkrebs/
- tk.de/centaurus/servlet/contentblob/197958/Datei/1744/TK-Broschuere-Darmkrebs-Frueherkennung.pdf
- twitter.com/deDOCde
- uke.de/zentren/cancer-center/index_47201.php
- unabhaengige-Patientenberatung.de
- unabhaengige-Patientenberatung.de/startseite.html
- unstats.un.org/unsd/mi/mi_series_results.asp?rowId=605
- uptodate.com
- vz-nrw.de
- Weisse-Liste.de
- Wido.de/Marktforschung/erhebungen/gesundheitsreform/index.html (2000-10-30)
- wikipedia.org/wiki/Wikipedia:Hinweis_Gesundheitsthemen
- YouTube.com
- zm-hodentumor.de/